风湿免疫科住院医师

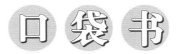

口 袋 书

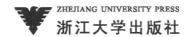

ZHEJIANG UNIVERSITY PRESS
浙江大学出版社

图书在版编目（CIP）数据

风湿免疫科住院医师口袋书/薛静，王宏智主编. -- 杭州: 浙江大学出版社，2018.10（2024.5重印）

ISBN 978-7-308-18582-0

Ⅰ.①风… Ⅱ.①薛… ②王… Ⅲ.①风湿性疾病－免疫性疾病－诊疗 Ⅳ.①R593.21

中国版本图书馆CIP数据核字（2018）第203068号

风湿免疫科住院医师口袋书

薛　静　王宏智　主编

责任编辑	董晓燕　张　鸽
责任校对	殷晓彤　陈静毅
封面设计	黄晓意
排　　版	杭州兴邦电子印务有限公司
出版发行	浙江大学出版社市场运营中心
	（杭州市天目山路148号　邮政编码310007）
	（网址：http://www.zjupress.com）
印　　刷	浙江省邮电印刷股份有限公司
开　　本	880mm×1230mm　1/32
印　　张	8.25
字　　数	202千
版 印 次	2018年10月第1版　2024年5月第5次印刷
书　　号	ISBN 978-7-308-18582-0
定　　价	39.00元

《风湿免疫科住院医师口袋书》
编委会

序 一

风湿免疫性疾病临床表现复杂多样,往往累及多个脏器,从病史采集到体格检查,都具有一定的专科特点;明确诊断的过程,也需要与多种疾病进行鉴别;而在治疗方案的制订过程中,更是需要权衡利弊,兼顾受累脏器以及病情全貌。这些对初入风湿免疫科的住院医师而言,颇具挑战,他们不仅需要有全面扎实的内科基础,还需要对风湿免疫性疾病从整体上有一定了解。

这本《风湿免疫科住院医师口袋书》,能够起到很好的辅助教学作用。书中对于入科培训和急危重症处理原则的介绍,结合了风湿免疫科的工作特点,简明扼要描绘了日常工作场景以及不容忽视的危重病情,并根据风湿免疫科常见症状,介绍了相关疾病的鉴别诊断思路和诊断流程图,诊断流程图形式新颖,极为实用。在风湿免疫性疾病各论里,针对具体疾病,对于如何采集病史、如何进行体格检查、疾病主要的临床表现和辅助检查是什么、诊断和鉴别诊断的思路怎样、治疗方案如何确定和药物治疗的原则等,大家都能够在书中快速查阅,找到答案。这样的编排,如同带教老师在旁指导,传授经验,与临床实际工作流程贴近,相信对于新手入门会有很大帮助。

万事开头难,各位年轻的风湿免疫科住院医师,随着诊疗工作的开展,相信你们很快就会渐入佳境,体会到医学的挑战和魅力。祝各位学有所得、茁壮成长。

赵 岩

北京协和医院风湿免疫科

2018年6月16日

序 二

"问渠哪得清如许,为有源头活水来",当我看到这部短小精炼、内容简明的书稿时,就想到了"书如其人"。本书的主编之一——薛静主任医师,是我的同事,她的临床思维、医疗水平和对患者的关爱给我留下了深刻印象,而她优秀的教学能力和对学生的爱更让我钦佩。作为浙江大学医学院临床师资培训和教师发展中心的教师,她曾多次在浙江大学医学院教学比赛中获得特等奖和一等奖。本书编写团队的其他老师均是在临床一线工作及教学的医生,他们对待工作一丝不苟、精益求精的态度都从书中得到了很好的体现。

风湿免疫性疾病症状多样、病情复杂,对于刚刚步入临床的住院医师来说,这些复杂多样的症状常常令他们产生"横看成岭侧成峰,远近高低各不同"的困惑。编写这本《风湿免疫科住院医师口袋书》的初衷,就是更好地帮助住院医师在临床实践中快速"识得庐山真面目",不仅加强对风湿免疫性疾病诊治方法的理解和记忆,而且对他们临床基本功和临床思路的锻炼也会有很大的帮助。这本口袋书内容浓缩简练,编排合理,可读性与实用性兼备,特别是其中对于不同症状提供的鉴别诊断思路和诊断流程图,可让读者见微知著,举一反三,有如"平明忽见溪流急,知是他山落雨来"。

欣为之序。

李晓明

浙江大学医学院

2018 年 6 月 15 日

前　言

作为临床带教老师,我们常常遇到这样的困境,初入风湿免疫科轮转的住院医师会让我们推荐教材和学习工具书,除了众所周知的教科书和各类专科书籍以外,我们想是不是可以有更贴近临床,能够帮助他们尽快找到工作方法、临床思路,并且可操作性强的辅助学习工具书。本着这样的初衷,我们组织临床和教学工作一线的风湿免疫科专科医师着手撰写了这本书,历时2年余,集中修订稿件多达5次,终于定下终稿,要面世了!

本书尽量按照住院医师规范化培训的要求编排,重点包括了入科教育、危急症处理原则、主要风湿免疫性疾病的诊治思路、规范及药物应用等内容。尽管我们知道,不同的医院、科室在管理和设置上可能不同,但我们尽力按照住院医师规范化培训需求的场景来编写,想象着他们在临床工作中可以把这本书放在白大衣口袋中,在收治新患者时,可以快速查找到病史采集以及体格检查的重点;在书写入院记录和首次病程记录时,能参考鉴别诊断的思路;在完善实验室及辅助检查时,能够较为准确、合理地选择相关项目;在进行临床决策时,能注意到风湿免疫性疾病药物的应用原则和特点,凡此种种,但凡有所帮助,必令我们欣慰至极。

激动之余,更有忐忑。医学科学发展迅速,知识更新日新月异,编者水平有限,难免存在纰漏,希望读者们在使用本书的过程中不吝赐教,对于我们的不当之处给予批评和指正,我们必当谦虚改正,并将此作为今后学习和进步的巨大动力!

薛　静　王宏智

2018 年 5 月 30 日

缩略词表

英文缩写	英文全称	中文全称
AAV	anti-neutrophil cytoplasmic antibody associated vasculitis	抗中性粒细胞胞浆抗体相关性血管炎
ACA	anticentromere antibody	抗着丝点抗体
ACEI	angiotensin-converting enzyme inhibitor	血管紧张素转换酶抑制剂
aCL	anti-cardiolipin antibody	抗心磷脂抗体
ACPA	anti-citrullinated protein/peptide autoantibodies	抗瓜氨酸化蛋白/肽抗体
ACR	American College of Rheumatology	美国风湿病学会
AHA	anti-histone antibody	抗组蛋白抗体
AIH	autoimmune hepatitis	自身免疫性肝炎
AKA	anti-keratin antibody	抗角蛋白抗体
AKI	acute kidney injury	急性肾损伤
ALT	alanine transaminase	谷氨酸氨基转移酶
AMA	anti-mitochondrial antibody	抗线粒体抗体
ANA	anti-nuclear antibody	抗核抗体
ANAs	anti-nuclear antibodies	抗核抗体谱
ANCA	anti-neutrophil cytoplasmic antibody	抗中性粒细胞胞浆抗体
ANuA	anti-nucleosome antibody	抗核小体抗体

续表

英文缩写	英文全称	中文全称
AOSD	adult-onset still's disease	成人斯蒂尔病
APF	anti-perinuclear factor	抗核周因子
aPL	anti-phospholipid	抗磷脂抗体
APR	acute phase response	急性期反应
APS	anti-phospholipid syndrome	抗磷脂综合征
APTT	activated partial thromboplastin time	活化部分凝血活酶时间
ARB	angiotensin Ⅱ receptor blockers	血管紧张素Ⅱ受体拮抗剂
ARF	acute rheumatic fever	急性风湿热
AS	ankylosing spondylitis	强直性脊柱炎
ASDAS	ankylosing spondylitis disease activity score	强直性脊柱炎病情活动度评分
ASO	anti-streptolysin O	抗链球菌溶血素"O"
AST	aspartate transaminase	天冬氨酸氨基转移酶
BASDAI	Bath ankylosing spondylitis disease activity index	Bath强直性脊柱炎病情活动指数
BASFI	Bath ankylosing spondylitis function index	Bath强直性脊柱炎功能指数
BD	Behçet's disease	白塞病
BMD	bone mineral density	骨骼矿物质密度
BUT	break-up time	破碎时间
CAH	chronic active hepatitis	慢性活动性肝炎
cANCA	cytoplasmic anti-neutrophil cytoplasmic antibodies	胞浆型抗中性粒细胞胞浆抗体
CASPAR	classification criteria for the study of psoriatic arthritis study	银屑病关节炎分类标准

英文缩写	英文全称	中文全称
CCP	cyclic citrullinated peptides	环瓜氨酸肽
CDAI	clinical disease activity index	临床疾病活动指数
CK	creatine kinase	肌酸激酶
CMV	cytomegalovirus	巨细胞病毒
COX	cyclooxygenase	环氧化酶
CPK	creatine phosphokinase	磷酸肌酸激酶
CREST	calcinosis, raynaud phenomenon, esophageal dysfunction, sclerodactyly, and telangiectasia	钙质沉积、雷诺现象、食管运动功能障碍、指端硬化、毛细血管扩张
CRP	c-reactive protein	C反应蛋白
CT	computed tomography	计算机断层扫描
CTA	computed tomography angiography	CT血管造影
CTD	connective tissue disease	结缔组织病
CTLA-4	cytotoxic T lymphocyte-associated antigen 4	细胞毒性T淋巴细胞相关抗原-4
CTPA	computed tomography pulmonary angiography	CT肺血管造影
DAS28	disease activity score using 28 joint counts	28个关节疾病活动评分
dcSSc	diffuse cutaneous systemic sclerosis	弥漫性系统性硬化症
DEXA	dual-energy X-ray absorptiometry	双能X线吸收测定法
DIL	drug-induced lupus	药物性狼疮
DIPJ	distal interphalangeal joint	远端指间关节
DISH	diffuse idiopathic skeletal hyperostosis	弥漫性特发性骨质增生症

续表

英文缩写	英文全称	中文全称
DLCO	diffusion capacity for carbon monoxide of the lung	一氧化碳弥散量
DM	dermatomyositis	皮肌炎
DMARDs	disease modifying anti-rheumatic drugs	改善病情抗风湿药
DNA	deoxyribonucleic acid	脱氧核糖核酸
DNP	deoxyribonucleoproteid	脱氧核糖核蛋白
DSA	digital subtract angiography	数字减影血管造影
dsDNA	double stranded-deoxyribonucleic acid	双链脱氧核糖核酸
EBV	Epstein-Barr virus	EB病毒
ECT	emission computed tomography	单光子发射计算机断层扫描
EGPA	eosinophilic granulomatosis with polyangiitis	嗜酸性肉芽肿性多血管炎
ELISA	enzyme linked immunosorbent assay	酶联免疫吸附试验
ENA	extractable nuclear antigen	可提取性核抗原
ERA	enthesitis-related arthritis	附着点炎相关性关节炎
ESR	erythrocyte sedimentation rate	红细胞沉降率
ESSDAI	EULAR Sjogren's syndrome disease activity index	欧洲抗风湿病联盟干燥综合征疾病活动指数
ESSPRI	EULAR Sjogren's syndrome patient reported index	欧洲抗风湿病联盟干燥综合征患者报告指数
EULAR	European League Against Rheumatism	欧洲抗风湿病联盟
FCM	flow cytometry	流式细胞仪
FITC	fluorescein isothiocyanate	异硫氰酸荧光素

英文缩写	英文全称	中文全称
G test	(1,3)-beta-D-glucan test	(1,3)-β-D 葡聚糖试验
GBM	glomerular basement membrane	肾小球基底膜
GBS	Guillain-Barre syndrome	格林-巴利综合征
GCA	giant cell arteritis	巨细胞动脉炎
GCs	glucocorticosteroids	糖皮质激素
GM test	galacto-mannan test	半乳甘露聚糖试验
GP	glycoprotein	糖蛋白
GPA	granulomatosis with polyangiitis	肉芽肿性多血管炎
GRAPPA	Group for Research and Assessment of Psoriasis and Psoriatic Arthritis	银屑病和银屑病关节炎研究评估协作组
HAQ	health assessment questionnaire	健康评估问卷
HCQ	hydroxychloroquine	硫酸羟氯喹
HIT	heparin-induced thrombocytopenia	肝素诱导的血小板减少症
HIV	human immunodeficiency virus	人类免疫缺陷病毒
HLA	human leukocyte antigen	人类白细胞抗原
HRCT	high-resolution computed tomography	高分辨率计算机断层扫描
HUS	hemolytic uremic syndrome	溶血尿毒综合征
IBD	inflammatory bowel disease	炎症性肠病
ICU	intensive care unit	重症监护室
Ig	immunoglobulin	免疫球蛋白
IIF	indirect immunofluorescence	间接免疫荧光法
IL	interleukin	白介素
ITP	idiopathic thrombocytopenic purpura	特发性血小板减少性紫癜

续表

英文缩写	英文全称	中文全称
IVIG	intravenous immunoglobulin G	静脉免疫球蛋白
JADAS	juvenile arthritis disease activity score	幼年关节炎疾病活动度评分
JAK	Janus kinase	Janus 激酶
JIA	juvenile idiopathic arthritis	幼年特发性关节炎
LAC	lupus anticoagulant	狼疮抗凝物
lcSSc	limited cutaneous systemic sclerosis	局限性系统性硬化症
LE	lupus erythematosus	狼疮
LEF	leflunomide	来氟米特
LN	lupus nephritis	狼疮性肾炎
Lym	lymphocyte	淋巴细胞
MCP	metacarpophalangeal	掌指
MCPJ	metacarpophalangeal joint	掌指关节
MCTD	mixed connective tissue disease	混合性结缔组织病
MCV	mutated citrullinated vimentin	突变型瓜氨酸波形蛋白
MMF	mycophemolate mofetil	吗替麦考酚酯
MPA	microscopic polyangiitis	显微镜下多血管炎
MPO	myeloperoxidase	髓过氧化物酶
MRA	magnetic resonance angiography	磁共振血管造影
MRI	magnetic resonance imaging	磁共振成像
MTPJ	metatarsophalangeal joint	跖趾关节
MTX	methotrexate	甲氨蝶呤
NCGN	necrotizing crescentic glomerulonephritis	坏死性新月体型肾小球肾炎

英文缩写	英文全称	中文全称
Neu	neutrophils	中性粒细胞
NSAIDs	non-steroidal anti-inflammatory drugs	非甾体抗炎药
NT-proBNP	N-terminal pro-B-type natriuretic peptide	N末端脑钠肽前体
NYHA	New York Heart Association	纽约心脏病学会
OA	osteoarthritis	骨关节炎
OP	osteoporosis	骨质疏松症
OSS	ocular staining score	眼表染色评分
PAN	polyarteritis nodosa	结节性多动脉炎
pANCA	perinuclear anti-neutrophil cytoplasmic antibody	核周型中性粒细胞胞浆抗体
PAPS	primary antiphospholipid syndrome	原发性抗磷脂综合征
PBC	primary biliary cirrhosis	原发性胆汁性肝硬化
PCNA	proliferating cell nuclear antigen	增殖细胞核抗原
PCT	procalcitonin	降钙素原
PDE-4	phosphodiesterase-4	磷酸二酯酶-4
PET/CT	positron emission tomography/computed tomography	正电子发射断层扫描/计算机断层扫描
PIP	proximal interphalangeal	近端指间
PIPJ	proximal interphalangeal joint	近端指间关节
PM	polymyositis	多发性肌炎
PMR	polymyalgia rheumatica	风湿性多肌痛
PPD	purified protein derivative of tuberculin	结核菌素纯蛋白衍生物

续表

英文缩写	英文全称	中文全称
PR3	proteinase 3	蛋白酶3
proBNP	pro-B-type natriuretic peptide	脑钠肽前体
PsA	psoriatic arthritis	银屑病关节炎
PSRA	poststreptococcal reactive arthritis	链球菌感染后反应性关节炎
pSS	primary Sjogren's syndrome	原发性干燥综合征
QCT	quantitative computed tomography	定量CT
RA	rheumatoid arthritis	类风湿关节炎
RADT	rapid antigen detection test	快速抗原检测法
ReA	reactive arthritis	反应性关节炎
RF	rheumatoid factor	类风湿因子
RNA	ribonucleic acid	核糖核酸
RNA Pol	ribonucleic acid polymerase	核糖核酸多聚酶
RNP	ribonucleoprtein	核糖核蛋白
rRNP	ribosomal P protein	核糖体P蛋白
RRT	rapid respond team	快速反应小组
SAPHO	synovitis, acne, pustulosis, hyperostosis, osteitis	滑膜炎、痤疮、脓疱病、骨肥厚、骨炎
SASP	salicylazosulfapyridine	柳氮磺吡啶
Scl	scleroderma	硬皮病
SD	standard deviation	标准差
SDAI	simplified disease activity index	简化疾病活动指数
SLE	systemic lupus erythematosus	系统性红斑狼疮
SLEDAI	systemic lupus erythematosis disease activity index	系统性红斑狼疮疾病活动指数

英文缩写	英文全称	中文全称
SLICC	systemic lupus international collaborating clinics	系统性红斑狼疮国际临床协作组
Sm	Smith	史密斯
SMA	anti-smooth muscle antibody	抗平滑肌抗体
SpA	spondylo arthropathy	脊柱关节病
SpO$_2$	pulse oxygen saturation	脉搏氧饱和度
SRP	signal recognition particle	信号识别颗粒
SS	Sjogren's syndrome	干燥综合征
SSA	Sjogren's syndrome A	干燥综合征 A
SSB	Sjogren's syndrome B	干燥综合征 B
SSc	systemic sclerosis	系统性硬化
ssSSc	systemic sclerosis sine scleroderma	无皮肤硬化的硬皮病
SSZ	sulfasalazine	柳氮磺吡啶
STIR	short time inversion recovery	短时反转恢复序列
TA	Takayasu arteritis	多发性大动脉炎
TCR	T cell receptor	T细胞受体
TNF-α	tumor necrosis factor-α	肿瘤坏死因子α
tRNA	transfer RNA	转移核糖核酸
TSPOT.TB	T cells spot test of tuberculosis infection	结核感染T细胞斑点试验
TTP/HUS	thrombotic thrombocytopenic purpura/hemolytic uremic syndrome	血栓性血小板减少性紫癜/溶血性尿毒症综合征
U1RNP	U1 ribonucleoprotein	U1核糖核蛋白

续表

英文缩写	英文全称	中文全称
UCTD	undifferentiated connective tissue disease	未分化结缔组织病
UWS	unstimulated whole saliva	非刺激性全唾液
VAS	visual analogue scale	视觉模拟量表
WBC	white blood cell	白细胞
WG	Wegener's granulomatosis	韦格纳肉芽肿
WHO	World Health Organization	世界卫生组织

目 录

第一章

概　论

第一节　风湿免疫科住院医师入科培训

入科培训是住院医师规范化培训的重要环节之一,是学员快速熟悉轮转科室、明确学习目标、提高学习效率的重要途径。如何做好入科培训,真正达到入科培训"讲细节、做规范"的效果? 可从以下三个方面着手。

一、注重用生动的形式承载严肃的内容

根据科室情况,设计入科培训的内容和形式,突出学科特色,尽量涵盖住院医师规范化培训要求的相关内容。以我科为例,入科培训通常安排在每月交接班后3天内,用幻灯教学的方式将科室纪律、科室日常工作要求、医患沟通等规定,以"风湿免疫科住院医师的一天"的形式进行宣讲,从早交班制度,到查房、临床操作、收治患者、值班等制度,按流程顺序进行讲解。这样的入科培训与实际工作结合紧密,实用性强,容易被住院医师记忆和掌握。同时,带教老师注重在临床工作中适时穿插、强调医院和科室的纪律,也收到了良好的培训效果。这样的培训,在提高住院医师专业兴趣的同时,还能有效规范其临床诊疗行为、防止差错的发生,给入科培训奠定良好的基础。

二、重视入科培训师资的配备和安排

入科培训的对象是接受住院医师规范化培训的轮转学员,那么进行入科培训的专科带教老师应该如何配备和安排? 考虑到入科培训至少每月要进行一次,是一项重复性极高的工作,如果安排一位固定的医师来担任带教老师,那么带教老师非常容易因为不断的重复而对该工作丧失热情,敷衍了事;另外,因为

本科室所有带教老师均有培训和指导学员的职责,而优质、有效的入科培训可为学员们后续的日常工作打下良好的基础。因此,我们没有指定专人(如固定安排某个带教老师或教学秘书)负责入科培训,而是要求病房所有医疗组的主治医师轮流负责。同时,每位老师在了解了入科培训的内容和形式后,可以根据自己的经验而增加培训内容,这样既能达到培训的标准化和同质化,又能集思广益,利于入科培训的完善和持续改进。

三、不断完善入科培训的内容

入科培训包括科室培养计划和要求、科室概况、科室纪律、科室日常工作、医德医风和医患沟通等方面的内容。

1. 科室培养计划和要求

所有的入科培训首先都应该告知学员科室培养计划和要求,包括学员必须掌握的病种、其他相关病种、临床技能操作要求、临床决策要求、科研、教学和英文文献阅读要求等。应尽可能详细地告知每项要求的具体内容。按照我国目前住院医师规范化培训的要求,风湿免疫科轮转学员必须掌握的病种包括系统性红斑狼疮(SLE)、类风湿关节炎(RA)、强直性脊柱炎(AS)、干燥综合征(SS)和痛风这五种常见疾病。轮转学员必须掌握的技能包括风湿免疫科常见化验的解读、分析(如抗核抗体谱的解读、分析)、关节查体操作及关节腔穿刺操作等。

2. 科室概况

科室概况包括科室床位设置、门诊设置、科研成果、师资情况等。

3. 科室纪律

科室纪律包括科室日常医疗相关的工作制度(核心制度)、考勤制度、学习制度等。培训时需特别强调专科的工作制度,如交接班制度、疑难病例讨论制度、危急值制度、手术或操作准入制度等重要的医疗核心制度。

4. 科室日常工作

介绍科室工作常规,如查房、病例讨论、收治新患者、病历书写等日常工作的注意事项。对于专科的特色内容,需详细告知学员,如风湿免疫科特殊用药(如激素)、免疫抑制剂的应用原则和相关评估及特殊病情评估工具等。

5. 医德医风及医患沟通

强调培养职业道德和素养,根据专科的特色诊疗项目(如生物制剂的应用等),对学员进行医患沟通内容和技巧的培训。

6. 其 他

如消防安全、医疗废弃物处置等其他日常医疗工作可能会涉及的内容。

(孙闻嘉 薛 静)

第二节　风湿免疫科危急症处理原则

风湿免疫性疾病是涉及多系统、多器官的一类疾病,其临床表现复杂,病情变化多样,能够早期识别患者病情的变化,并给予初步有效处理,对于改善患者预后尤为重要。

风湿免疫科危急症处理原则包括:重视患者的主诉、症状和体征;合理判断病情;及时处理;注重医患沟通;适时寻求上级医师或相关科室的帮助。以下介绍风湿免疫科九类常见危急症的处理原则和流程。

一、胸闷、胸痛

(1)床旁查看患者,了解疼痛的范围、程度及性质,明确有无诱因及伴随症状。

(2)给予必要的初步处理,检查生命体征,心肺重点查体,吸氧,心电监护等。

(3)若怀疑心肌梗死或心肌缺血,急查心电图、心肌酶谱、血常规、D-二聚体、电解质等,并注意与之前的结果进行动态对比。

(4)适时请示上级医师或会诊医师,明确是否需要启动急救流程。

(5)其他需要重点鉴别的疾病有心律失常、肺栓塞、主动脉夹层等。

二、气急与呼吸困难

(1)判断气急、呼吸困难是新发还是原有疾病病情加重。

(2)吸氧、心电监护,注意脉搏氧饱和度(SpO_2)及其他生命体征。

（3）血气分析、D-二聚体等检查有助于明确病因。

（4）心电图、床边胸片，必要时行计算机断层扫描血管造影（CTA）或计算机断层扫描肺血管造影（CTPA）等检查。

（5）如 PaO_2 小于 60mmHg（1mmHg=0.133kPa），启动快速反应小组（RRT）或急救小组。

（6）如考虑间质性肺炎加重，排除肺栓塞、高血压等禁忌证，可临时加用适量糖皮质激素，以改善氧合功能。如考虑感染，应及时留样再加用抗感染治疗。

（7）必要时请重症监护室（ICU）、呼吸科会诊，进一步处理。

三、心 衰

（1）症状和体征的识别需结合患者基础疾病进行评估。

（2）明确当日及近日出入量，检查血常规、肾功能、心肌酶谱、电解质、D-二聚体、脑钠肽前体（proBNP）等。

（3）床旁心电图，必要时行床旁心脏超声、胸片，注意与之前的结果进行对比。

（4）处理：吸氧、心电监护、记液体出入量，酌情予利尿[①]、扩血管[②]、强心[③]等药物处理。

（5）必要时请心内科、ICU会诊，进一步协助处理。

注：①②③药物应用举例如下：

①生理盐水 10ml＋呋塞米 20～40mg，静脉推注（简称静推），可根据需要调整呋塞米的剂量，30～60min 后评估患者尿量。

②生理盐水 48～49ml＋硝酸甘油 5～10mg，根据需要调整给药速度。

③生理盐水 20ml＋去乙酰毛花苷注射液 0.2～0.4mg，静脉注射（简称静注），缓慢推注 10min 以上。

四、心律失常

（1）重视症状和体征,观察心律失常是否影响心输出量或有效循环;缓慢性心律失常也需重视!

（2）排查诱因,如电解质紊乱、心力衰竭(简称心衰)、缺氧、心肌缺血、原发病心脏受累等。

（3）吸氧、心电监护,特别注意血压情况,观察有无血流动力学改变。

（4）完善心电图,必要时行心脏超声,查血气、血常规、电解质、心肌酶谱、D-二聚体等。

（7）如有血流动力学改变、意识改变等,及时启动RRT或应急抢救流程。

（6）心内科会诊,考虑是否需要抗心律失常药物、急诊电复律或起搏器治疗。

五、少　尿

（1）定义:24小时尿量少于400ml或者每小时尿量少于17ml。

（2）确认尿量:与护士和家属核实患者的尿量。

（3）鉴别有无容量不足(肾前性少尿)、膀胱是否充盈(肾后性少尿)。

（4）急查肾功能、电解质,必要时复查。

（5）急性肾损伤(AKI)相关处理:①纠正感染、心衰、休克、泌尿系梗阻等潜在可逆因素;②排除和调整影响肾功能的药物;③利尿治疗;④必要时请肾内科会诊,协助治疗。

六、急性发热

（1）对急性发热的伴随症状、患者的生命体征、精神状态等情况进行判断。

（2）无禁忌者，可应用退热药物，如对乙酰氨基酚或非甾体类抗炎药（NSAIDs）（小剂量、短效）等对症处理。

（3）需核实患者有无长期应用糖皮质激素和NSAIDs，如有，可适当提前给药以退热。

（4）注意急查血常规、C反应蛋白（CRP）、降钙素原（PCT）等明确发热原因。

（5）注意完善血培养等相关微生物检查。

（6）注意给体液丢失过多（如出汗、呕吐、腹泻等）的患者进行有效补液治疗。明确感染者，及时抗感染治疗。

（7）做好患者和家属的解释和安抚工作。

七、急性腹痛

（1）判断腹痛原因：注意腹痛的部位、性质和伴随症状等，判断腹痛是否与原发病相关。

（2）相关检查：留取标本（大便、呕吐物）送检。查淀粉酶、D-二聚体、血常规、肝肾功能，必要时查心肌酶谱等；心电图、腹平片、腹部或泌尿系B超或计算机断层扫描（CT）等。

（3）相关处理：对肠梗阻、胰腺炎、胆结石等，采取禁食、胃肠减压、抑酸等对症治疗，请消化科或外科会诊。对肾结石梗阻，请泌尿外科会诊，并行解痉治疗。对胃肠道穿孔，请外科急会诊。

（4）其他：注意鉴别有无血管因素或邻近脏器（如心脏、肺部、盆腔脏器）疾病。

八、意识改变

（1）查看患者意识状态、生命体征,检查瞳孔对光反射、脑膜刺激征、肢体活动情况及病理征。

（2）判断是否是系统性红斑狼疮(SLE)、血管炎、白塞病(BD)等风湿免疫性疾病的原发病导致脑病的可能。

（3）注意感染、代谢及药物等可能诱发意识改变的因素。

（4）给予吸氧、心电监护等基本处理。

（5）完善血糖、血气分析、血常规、电解质、凝血谱等相关检查。

（6）通知上级医师,汇报患者意识改变情况及初步诊断。

（7）癫痫:防止误吸和误伤;神经内科会诊,给予镇静等对症处理。

（8）其他脑血管意外可能:会诊、急诊影像学检查等。

九、休　克

（1）根据原发病判断休克的病因:感染性、过敏性、低血容量性、心源性等。

（2）向患者家属告病危、吸氧、心电监护、记出入量、开通静脉通路,有条件者监测中心静脉压。

（3）查血常规、电解质、心肌酶谱、proBNP、PCT、CRP、血气分析等有助于判断病因,报告上级医师。

（4）初步抗休克治疗:补液和血管活性药物治疗;纠正酸中毒;对因治疗;相关科室会诊或RRT。

以上为风湿免疫科常见危急症的初步处理原则和流程,有助于住院医师特别是一线值班医师初步判断和处理病情。在实际执行中应针对不同患者采取个体化方案。

（张　婷　薛　静）

第二章

风湿免疫性疾病症状鉴别

第一节　病史采集和体格检查

一、病史采集

（一）发　热

1. 概　念

（1）程度：低热（37.3～38℃）；中等度热（38.1～39℃）；高热（39.1～41℃）；超高热（41℃以上）。

（2）热型：稽留热、弛张热、间歇热、波状热、回归热及不规则热等。

2. 问诊要点

起病时间、季节、起病缓急、病程、热度高低、热型及诱因，有无畏寒、寒战、大汗或盗汗等；应注意询问各系统症状以及合并用药；有无传染病接触史、疫区旅游史等。

3. 病　因

排除感染性疾病和肿瘤外，需考虑以下风湿免疫性疾病：

（1）高热可见于成人斯蒂尔病（AOSD）、脂膜炎等。部分系统性红斑狼疮、干燥综合征（SS）、痛风急性发作期及自身炎症性疾病等也可出现高热。

（2）多数风湿免疫性疾病可伴有中低热，如风湿热、系统性血管炎以及大多数弥漫性结缔组织病［如系统性红斑狼疮、干燥综合征、类风湿关节炎（RA）等］。

（二）皮肤、黏膜表现

1. 概　念

主要包括皮疹、皮下结节、皮肤/黏膜溃疡、皮肤增厚变硬及口/眼干燥等。

2．问诊要点

皮肤/黏膜改变的类型、诱因、部位、范围、特点，以及是否伴有疼痛、雷诺现象等。

3．病因

（1）口腔溃疡。

（2）白塞病：有复发性口腔溃疡、生殖器溃疡和眼炎的典型三联征。

（3）皮肌炎/多发性肌炎（DM/PM）：有特征性皮疹——向阳疹（上眼睑的水肿性红斑）、戈谢征（Gottron征，紫红色、伴有脱屑或结痂的略高出皮肤表面的皮疹，多位于手指间关节或掌指关节及肘、膝等关节的伸面）。

（4）结节红斑：原发性结节红斑多位于下肢皮肤伸侧，可触及皮下结节，有压痛，表面皮肤温度（简称皮温）升高，红斑中心略高出皮肤表面。继发性结节红斑可周身散在分布，应注意寻找原发病。

（5）系统性红斑狼疮：皮肤表现有颊部红斑（蝶形红斑）、盘状红斑、光过敏、手足血管炎皮疹、深部狼疮及口腔和鼻咽部溃疡等多种皮肤、黏膜表现。

（6）莱姆病关节炎：皮疹在蜱叮咬后3天～3周出现，常伴有关节炎、神经系统损害。

（7）银屑病：典型的皮损为界限清楚、高出皮肤表面的皮疹，小丘疹或斑片状皮疹，表面覆有多层银白色鳞屑，皮疹消退后不遗留瘢痕。皮疹好发于头皮、躯干、四肢伸侧等部位。

（8）反应性关节炎（ReA，也称Reiter综合征）：有关节炎、尿道炎和结膜炎典型三联征。

（9）类风湿关节炎：类风湿结节（多位于皮下、腱鞘和骨膜）和血管炎（皮肤溃疡）是其主要皮肤表现。

（10）硬皮病（Scl）：早期多数以雷诺现象起病，受累皮肤病变分三期：肿胀期、硬化期和萎缩期。

（11）干燥综合征：表现为口、眼干燥，部分患者可出现下肢高球蛋白性紫癜样皮疹。

（12）系统性血管炎：大血管炎主要表现为相应肢体供血不足的表现；中、小血管炎可表现为皮肤紫癜、溃疡，及网状青斑、皮下结节、远端指（趾）缺血性坏疽等改变。

（三）肌肉表现

1. 概　念

多表现为肌痛、肌无力，部分疾病伴随肌酸激酶（CK）升高。肌力分为0~5级。

0级：完全测不到肌肉收缩。

1级：有肌肉收缩，但不能产生动作。

2级：肢体可以在床上水平移动，但不能抵抗重力作用，抬不起来。

3级：肢体可抬起，但不能抵抗外力。

4级：肢体可抵抗较弱的外力。

5级：正常人的肌力。

2. 问诊要点

肌肉疼痛及无力的受累部位、范围、出现时间、持续时间、对称性等。尤其注意有无诱因、前驱症状及伴随表现等。

3. 病　因

（1）多发性肌炎（PM）：临床往往为亚急性病程，表现为四肢近端肌痛，并有肌肉压痛、肌无力、肢带肌和颈前屈肌对称性软弱无力。

（2）结节性多动脉炎（PAN）：表现为四肢弥漫性肌痛、乏力，往往出现下肢肌肉触痛，其中腓肠肌压痛为其典型表现之一。

（3）风湿性多肌痛：多在50岁以后发病，肌痛以累及四肢近端肌肉为主，表现为肢带肌疼痛和活动受限，但肌力往往正常或仅轻度下降。

（4）混合性结缔组织病（MCTD）：常伴有肌肉压痛和肌无力，近端肌肉受累为主。

（四）雷诺现象

1. 概　念

指（趾）端阵发性缺血，表现为指（趾）远端遇冷后先苍白，随后发绀，最后变红，常伴有疼痛，持续数分钟至数小时，上肢多见。

2. 问诊要点

出现雷诺现象的诱因、时间、持续及缓解时间和缓解方式，以及是否伴有疼痛等。

3. 病　因

继发病因中除外各种血管病、神经压迫、血液学异常及药物化学因素外，需考虑以下风湿性疾病：系统性硬化症（SSc）、系统性红斑狼疮、类风湿关节炎及多发性肌炎、系统性血管炎等。

（五）关节痛

1. 概　念

按受累关节的数目，可分为单关节、寡关节（≤4个）或多关节（>4个）痛；按受累关节的部位，可分为外周关节和中轴关节痛；按受累关节的大小，可分为大关节或小关节痛；按受累关节疼痛的性质，可分为游走性、间断性、发作性或慢性持续性关节痛。

2. 问诊要点

关节疼痛出现的时间、诱因、部位、疼痛出现的缓急程度及性质、加重与缓解因素,以及是否有晨僵等伴随症状。

3. 病因

除外其他创伤性关节病的病因外,需考虑以下风湿免疫性疾病。

(1)类风湿关节炎:多呈对称性、持续性、慢性多关节炎,大小关节均可受累,手关节受累突出。

(2)强直性脊柱炎:中轴关节受累为主,典型表现为炎症性腰背痛,伴晨僵,休息后加重,活动后减轻。可同时伴有外周关节炎,以下肢不对称性寡关节炎为特点。

(3)痛风:发作性、间断性急性关节炎,数小时内出现受累关节的红肿热痛和功能障碍,常见于第一跖趾关节,也可累及足背、踝周、膝关节、手腕、肘等关节,初次发作常呈自限性。

(4)骨关节炎(OA):多为隐匿发生的持续钝痛,多发生于活动后,休息后可以缓解。以膝、髋、脊柱等负重关节及远端指间关节多发。

二、体格检查

(一)一般检查

注意患者周身皮肤有无皮疹、皮下结节、皮肤溃疡、手足血管炎、指甲病变及脱发等情况。

(二)头颈部检查

头颈部检查时,需特别注意头皮是否有皮疹;眼结膜或球结膜是否有充血;口腔黏膜是否有溃疡,腮腺是否肿大,是否有舌干燥、牙齿脱落;耳鼻部是否有软骨红肿及变形等。

(三)胸部检查

胸部检查包括对胸廓、胸壁、乳房、胸壁血管、纵隔、支气管、肺、胸膜、心脏和淋巴结等的检查。注意肺部听诊情况及常见啰音的区分(Velcro啰音常见于弥漫性肺间质纤维化的患者)、心包积液的体征(心包摩擦音)、心脏杂音(区别心脏瓣膜、肺动脉及主动脉病变情况)及心率、心律情况。

（四）腹部检查

腹部检查包括腹部外形、呼吸运动、胃肠型和蠕动波、腹部皮肤、腹壁紧张度、腹部压痛及反跳痛、腹部脏器(肝、脾、胆囊、胰腺、肾脏及膀胱)触诊、腹部肿块、液波震颤、振水音、腹部脏器(胃、肝、胆囊及膀胱)叩诊、移动性浊音、肋脊角叩击痛、肠鸣音、血管杂音、摩擦音及搔弹音。

（五）肛门、直肠及生殖器检查

注意有无外阴、肛周溃疡及红斑。

（六）脊柱检查

脊柱检查包括脊柱弯曲度、活动度、压痛及叩击痛。对风湿免疫性疾病患者需着重进行下列检查。

（1）患者直立,依次观察其脊柱生理弯曲及有无侧弯和不对称。

（2）腰椎活动度:检查患者做前屈、后屈及侧屈等各个方向的活动时有无受限,必要时做Schöber试验。

（3）Schöber试验:能更精确地评估腰椎前屈功能。该试验方法如下:在患者双髂后上棘连线中点上方垂直距离10cm及下方5cm处分别做出标记,然后嘱患者弯腰(保持双膝直立位),测量脊柱最大前屈度。正常人增加距离在5cm以上。

（4）扩胸度:指患者在深吸气和深呼气状态下的胸围之差。男性胸围在乳头水平测量,女性胸围在乳房下方测量。与同年龄、同性别的正常人群相比较,扩胸度不小于2.5cm为正常。胸廓活动受限可见于中晚期强直性脊柱炎。

（5）枕-墙距:患者足跟、臀部、背部紧贴墙壁站立,收颌,双眼平视。患者枕骨结节与墙之间的水平距离,称枕–墙距。正常人枕–墙距为0。若枕–墙距＞0,则为阳性,需记录具体测量数值。

（6）指–地距:反映腰椎前屈度,测量时患者保持双膝伸直,弯腰伸臂,用指尖尽可能触地,测量手指尖与地面之间的距离。

（七）关节检查

检查关节是否有肿胀、皮肤发红、皮温升高、触痛、畸形、骨摩擦感,检查关节活动度等。对风湿免疫性疾病患者需着重进行下列关节的检查。

1. 腕关节和手

观察关节及周围组织是否有红肿、皮温异常、肿胀、压痛等情况。检查患者握拳和完全伸开手指的情况,及腕关节的屈伸活动度。检查者用拇指和食指指腹挤压患者近端指间关节、远端指间关节和掌指关节的上下侧和左右侧,检查关节是否有压痛和肿胀。合适的检查力度为检查者甲床远端1/2刚刚变白。

（1）手背的囊性肿胀可能为腱鞘囊肿或腱鞘炎。

（2）骨关节炎常累及第一腕掌关节,Heberden结节和Bouchard结节为手骨关节炎的特征。

（3）腕关节、掌指关节和近端指间关节为类风湿关节炎的好发部位,远端指间关节受累见于骨关节炎和银屑病关节炎（PsA）。

2. 肩关节

观察关节局部是否有红肿、皮温异常、肿胀、压痛等情况;检查患者主动运动(外展、内收、前屈、后伸、内旋、外旋)和被动运动(外展、内旋、外旋)。

（1）若患者外展60°～120°时出现疼痛,而＜60°或＞120°时疼痛消失,提示肩峰下肩袖病变。

（2）若患者外展150°～180°时出现疼痛，提示肩锁关节病变。

3. 髋关节

检查髋关节肿胀、压痛情况，及内旋和外旋、内收和外展、屈曲和伸展及后伸（俯卧位检查）时关节活动情况。

（1）"4"字试验：又称Patrick试验。患者仰卧，一腿伸直，另一腿屈膝，将屈膝侧足置于伸直侧大腿膝上部位。检查者一手压住患者直腿侧髂嵴，另一手下压其屈膝侧膝部。若下压时患者诉臀部疼痛，提示患者屈膝侧存在骶髂关节病变。此试验应在先排除了髋关节病变后再应用。

（2）骨盆侧压（挤压）试验：患者侧卧，检查者按压其髂嵴，向下用力，检查时若患者诉臀部疼痛，为阳性，提示骶髂关节病变可能。

（3）骶髂关节直接压迫试验：患者俯卧，两臂自然置于身体两侧。两侧髂后上棘连线（相当于第2骶骨水平）通过骶髂关节中心，根据此定位，检查者直接按压骶髂关节处，若患者诉局部疼痛，提示该关节受累。

4. 膝关节

观察关节有无红肿、皮温异常、肿胀、压痛等情况，行内收、外展、旋转等活动度检查，并检查关节活动时是否存在摩擦感。

浮髌试验：检查者两手分别置于患者髌上及髌下囊，向髌骨方向挤压，然后用一手食指反复下压髌骨，感受是否有髌骨漂浮在液体中的感觉。正常人浮髌试验阴性，阳性者膝关节积液往往大于8ml。

5. 踝关节和足

观察踝关节有无红肿、皮温异常、肿胀、压痛等情况，检查背屈和跖屈等活动度。

足前段跖趾关节远端的病变多见于类风湿关节炎、痛风性关节炎和血清阴性脊柱关节病(SpA)。

（八）神经系统检查

神经系统检查包括颅神经检查、运动功能检查(肌力、肌张力、不自主运动、共济运动)、感觉功能检查(浅、深及复合感觉)、神经反射检查(深、浅及病理反射、脑膜刺激征)及自主神经功能检查等。

（陈　勇　　孙闻嘉）

第二节　关节痛待查

1. 关节痛是由于关节局部或邻近组织,甚至系统性疾病累及关节所致的临床症状。
2. 关节痛原因多样,但不同疾病导致的关节痛特征各异,可通过详细询问病史、做全面体格检查和相关辅助检查进行鉴别。
3. 鉴别关节痛时,首先要明确是关节病变还是关节周围组织的病变;若确定为关节病变,根据是否存在关节肿胀,可初步判断是关节炎还是关节痛。
4. 应重点关注关节痛起病和发作的特点、受累关节的数目和部位,以及相关伴随症状。

一、病史采集要点

1. 起病方式

急性出现的关节痛见于外伤、关节腔内出血(如血友病性关节炎)、痛风或感染性关节炎等。急性痛风常于夜间发作,外伤、手术、过量进食或饮酒常可诱发,典型表现为受累关节急性出现红、肿、热、痛。而骨关节炎、类风湿关节炎、血清阴性脊柱关节炎等起病多隐匿,呈慢性病程。

2. 受累关节的数目

单关节、寡关节、多关节受累分别指1个、2～4个和≥5个关节受累。感染性关节炎、关节肿瘤、外伤性关节炎常累及单关节;脊柱关节病有外周关节受累时多表现为寡关节炎;银屑病关节炎存在寡关节型和多关节型;而类风湿关节炎、其他结缔组织病相关的关节炎及骨关节炎等常累及多关节。痛风患者初发时90%表现为单关节炎,慢性期常发展为多关节受累。

3. 受累关节的部位和分布

风湿性关节炎主要侵犯大关节,呈游走性疼痛。痛风性关节炎好发于足部,首发患者80%累及第一跖趾关节。骨关节炎多影响负重关节,如髋、膝关节,也可累及双手远端指间关节。类风湿关节炎则主要累及小关节,以双手关节受累尤为突出,包括近端指间关节、掌指关节和腕关节等。除了受累关节的部位,还应关注受累关节的分布是否对称。例如,类风湿关节炎为对称性关节炎,而血清阴性脊柱关节病以下肢非对称性大关节受累为主。

4. 伴随症状

外伤性关节炎常有关节外伤史;炎症性肠病(IBD)关节炎常有克罗恩病或溃疡性结肠炎病史;银屑病关节炎患者可伴随银屑病皮疹;反应性关节炎患者可能存在前驱胃肠道或泌尿系感染史;结缔组织病(如系统性红斑狼疮),除了关节痛,还可能存在皮疹及其他脏器受累表现。此外,内分泌疾病(如甲状腺功能亢进),肿瘤性疾病(如白血病、淋巴瘤等)都可能出现关节表现,因此还需关注患者除关节外的全身症状。

二、体格检查要点

1. 局部关节表现及关节活动度

首先,确认到底是关节病变还是关节周围组织病变。确定为关节病变后,通过视诊观察患者局部皮肤颜色是否发红、有无关节肿胀或畸形;通过触诊判断患者局部皮温是否升高,关节腔是否饱满,是否存在积液(例如膝关节的浮髌试验),有无关节压痛,关节活动程度是否受限等。根据受累关节局部是否存在肿胀,可大致将关节炎分为炎症性和非炎症性两大类。例如,多数骨关节炎患者受累关节以骨性膨大表现为主,无明显关节肿胀,属于非炎症性关节炎;而类风湿关节炎典型表现为指间关节梭形肿胀,属于炎症性关节炎,病变后期可表现为关节活动度受限,甚至出现天鹅颈畸形、纽扣花畸形、尺侧偏斜和掌指关节半脱位等。通过动诊和量诊检查患者指关节活动度,必要时进行相关测量。

2. 皮肤和黏膜

若关节痛伴随蝶形红斑、盘状红斑、指端或甲周红斑、下肢网状青斑及口腔溃疡等,提示系统性红斑狼疮可能;存在皮肤银屑病,需考虑银屑病关节炎可能;存在皮肤环形红斑、皮下结节伴有游走性大关节红、肿、热、痛,提示为急性风湿热或风湿性关节炎;关节隆突部或受压部的皮下出现质硬、无压痛、对称分布的皮下结节,见于类风湿关节炎;在耳廓、跖趾关节、指间关节和掌指关节处出现白色赘生物,质硬、无压痛、大小不等,称为痛风石,见于痛风性关节炎;若伴口腔/外阴部溃疡、结膜炎或其他眼病、皮肤注射部位出现小脓疱或毛囊炎,需考虑白塞病。

3. 淋巴结

发热、浅表淋巴结肿大,可见于全身疾病引起的关节病变,如系统性红斑狼疮、成年人斯蒂尔病、结节病、急性白血病、多发性骨髓瘤等。

4. 其他全身系统查体

根据患者临床症状和体征,决定其他重点查体部位。

三、鉴别诊断思路

1. 是否为系统疾病(如弥漫性结缔组织病相关的关节病变)?

(1)风湿性关节炎:临床上表现为大关节游走性疼痛,局部有红、肿、热及压痛。急性期有发热、血沉(ESR)增快、抗链球菌溶血素"O"(ASO)抗体滴度升高。

(2)类风湿关节炎:临床上以对称性小关节受累为特点,关节呈梭形肿胀,活动期有晨僵现象,晚期可出现关节畸形,实验室检查可出现类风湿因子(RF)、抗环瓜氨酸肽(CCP)抗体阳性,关节 X 线、磁共振成像(MRI)检查对本病诊断、关节病变的分期也有重要意义。

(3)系统性红斑狼疮:常见于年轻女性,可伴有皮疹、脱发、光过敏、口腔溃疡或其他脏器受累,实验室检查可见抗核抗体(ANA)阳性。

其他结缔组织病如干燥综合征、混合性结缔组织病、结节病等也可出现关节表现。

2. 是否为血清阴性脊柱关节病?

强直性脊柱炎好发于青年男性,早期表现可为炎性腰背痛,部分伴外周寡关节炎。病程晚期 X 线检查可见骶髂关节炎、脊柱竹节样变等;病变早期骶髂关节 MRI 检查可见关节局部炎症信号。Reiter综合征除发热及关节痛外,还有尿道炎和眼葡萄膜炎或结膜炎。银屑病关节炎有银屑病表现。炎症性肠病关节炎有溃疡性结肠炎或克罗恩病病史。

3. 是否为痛风性关节炎？

本病好发于男性，病变大多累及第一跖趾关节，常在午夜突然发作剧烈疼痛，饮酒、劳累或进食富含嘌呤的食物可诱发关节痛，晚期可累及多关节，可伴有肾结石及高尿酸肾病。实验室检查多有血尿酸增高，痛风石活检为尿酸盐结晶，受累关节摄片可见骨质有穿凿样透亮缺损。

4. 是否为化脓性、结核性关节炎？

常为大的单关节受累，患者有发热、消瘦、乏力、纳差等症状，关节腔穿刺抽液检查有助于诊断。结核菌素纯蛋白衍生物（TB-PPD）、TSPOT.TB检查有助于结核性关节炎的判断。

5. 是否为血液病引起的关节痛？

血友病关节炎几乎全见于男性，患者自幼患病，部分有家族史，常有反复关节腔出血和肌肉血肿史。关节炎型过敏性紫癜患者会在关节痛的同时或先后出现下肢皮肤紫癜。儿童白血病相关的关节疼痛若在白血病确诊之前出现，常易被误诊为风湿热，需进一步行血象和骨髓检查。

6. 是否为关节肿瘤或外伤性关节炎？

外伤病史、突发性单关节疼痛，结合受累关节影像学检查可协助诊断。

四、诊断流程图

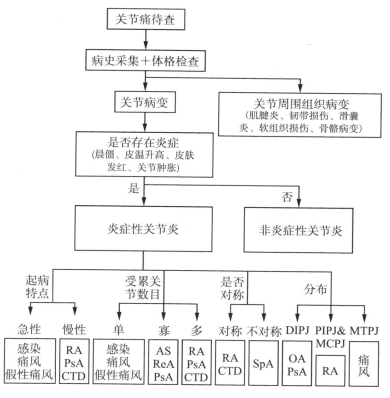

图2-2-1　关节痛待查的诊断流程图

（张　婷　张　斌）

第三节　下腰痛待查

1. 80%的人会经历下腰背痛,而腰椎退行性变是最常见的病因。90%以上的患者疼痛在8周内基本缓解。

2. 炎性腰背痛:起病年龄<45岁和腰背痛≥3个月的患者,若伴有下述4条中2条及以上者,即考虑为炎性腰背痛:①晨僵;②腰背痛活动后减轻,而休息后不缓解;③因腰背痛半夜醒来;④交替性臀部疼痛。

3. 需关注患者的年龄、性别、起病方式、伴随症状和家族史等。

4. 在问诊伴随症状时,注意询问患者有无虹膜炎、银屑病、炎症性肠病、龟头炎、尿道炎、口腔溃疡、慢性腹泻、足跟痛等病史。

5. 炎症指标、人类白细胞抗原-B27(HLA-B27)检测及必要的影像学检查(如骶髂关节X线、CT、MRI)有助于脊柱关节病的诊断。

一、病史采集

(1) 发病年龄,起病诱因、时间,发病频率,病程,疾病缓急。

(2) 下腰痛特点,如疼痛具体部位、发病时间(上午、下午;前夜、后夜等);疼痛的性质及程度、持续时间,演变过程和伴随症状,有无晨僵及晨僵的持续时间,有无放射痛,是否与体位、活动、休息等相关。

(3) 入院前就诊的具体情况,外院诊断及用药,疗效。

（4）有无发热、皮疹、眼发红、足跟痛、皮下结节、四肢麻木、大便性状改变、尿频、尿急、尿痛、白带异常及痛经等关节外表现。

（5）有无虹膜炎、银屑病、炎症性肠病、龟头炎等病史,有无外伤、感染性疾病、内科疾病病史,尤其是结核、肿瘤病史。

（6）有无强直性脊柱炎及脊柱关节病或其他自身免疫性疾病(如银屑病等)的家族史。

（7）职业特点,是否需要长时间做弯腰、负重、转体等动作。

二、体格检查要点

（1）患者行走的步态,脊柱有无畸形,关节局部有无红、肿、热、痛,腰椎活动度,Patrick 试验,Gaenslen 试验,直腿抬高试验及加强试验,腰骶关节过伸试验,双下肢的病理征检查和肌肉萎缩程度。注意有无全趾(指)炎,即腊肠趾(指)表现。

（2）神经系统查体,关注有无周围神经病变。

（3）有无贫血貌、皮疹、皮下结节、指(趾)甲改变、淋巴结肿大等。

（4）如疑诊强直性脊柱炎或脊柱关节病,需查腰椎和颈椎各个方向的活动度、Schober 试验、指-地距、枕-墙距、胸廓活动度、"4"字试验等。

三、鉴别诊断思路

腰痛病因复杂多样,除可由局部病变引起外,也可由全身性疾病(发热性、传染病)和胸腔、腹腔、盆腔脏器疾病引起。简单按病因分类可分为:脊柱源性疼痛(机械性、炎症性、肿瘤性、感染性、创伤性、骨质疏松性)、神经源性疼痛、血管源性疼痛和内脏源性疼痛。

1. 机械性脊柱源性疼痛

机械性脊柱源性疼痛表现为持续性酸胀痛,疼痛程度中等,患者在日常活动或特殊活动后疼痛可加剧,经休息、理疗和保暖,疼痛多数可缓解,中老年患者高发。如系椎间盘源性,疼痛可因负重、弯腰和持续的活动而加重;棘突小关节性疼痛可因突然转身而加重。患者常合并根性疼痛,注意鉴别。

2. 炎症性脊柱源性疼痛

炎症性脊柱源性疼痛患者常有晨僵,活动后缓解,可因长久静止而加重。一般隐匿起病,逐渐加重。常见疾病有强直性脊柱炎或脊柱关节病、银屑病性关节炎、炎症性肠病性关节炎、反应性关节炎,常与HLA-B27相关。患者多合并有关节外表现。

3. 肿瘤性脊柱源性疼痛

肿瘤性脊柱源性疼痛常为夜间痛和静息痛,疼痛剧烈。患者常有消瘦、乏力、纳差等全身表现。问诊时需注意询问患者家族史。脊柱原发性肿瘤少见,多为转移癌,故寻找原发灶非常重要。

4. 感染性脊柱源性疼痛

感染性脊柱源性疼痛常为夜间痛,伴盗汗和寒战。患者常合并有免疫异常相关疾病,如糖尿病或艾滋病。患者多有泌尿系或呼吸道感染史,或脊柱手术史,或有长期使用免疫抑制剂和分子靶向药物治疗史。

5. 创伤性脊柱源性疼痛

创伤性脊柱源性疼痛患者多有明确外伤史,病情转归明确。早期常表现为轻度疼痛,后逐渐加重,2周后疼痛逐渐缓解。病情严重者可引起剧痛和功能障碍。部分患者背部外伤后可导致背部外伤后疼痛综合征。

6. 骨质疏松性脊柱源性疼痛

骨质疏松性脊柱源性疼痛多为全身部位不定的疼痛,多见于老年人,尤其是绝经后女性。常见夜间痛和静息痛,疼痛剧烈。老年人如腰痛突然加重,需注意压缩性骨折,这种疼痛不易缓解,活动和负重后加重。MRI检查可鉴别急性和陈旧性损伤。

7. 神经源性疼痛

常继发于椎间盘突出、椎管狭窄等脊柱结构性改变,临床表现具有特异性。研究证实,神经根性疼痛是神经病理性疼痛,不是简单的机械性压迫疼痛。神经源性疼痛常表现为放射痛、弥散性沉重感,活动及久站、久坐后加重,平卧可减轻。常伴麻木,直腿高抬试验等试验可阳性。

8. 血管源性疼痛

血管源性疼痛较为剧烈,多为绞痛,常见于小腿后部,一般不见于臀部和大腿。不伴有放射痛。活动后加重,尤其是腿部耗氧多的运动,停止活动常可缓解,缓解迅速。不伴麻木和无力,可见下肢苍白,晚期可有溃疡及坏疽。神经根牵拉试验多阴性。

9. 内脏源性疼痛

内脏源性疼痛表现为牵涉痛,特点为定位不明,性质不定,腰部主动或被动活动时疼痛不加重,休息后疼痛不减轻,大多数患者常有腰背痛和内脏疾病的临床表现,通过详细的病史询问和体检,常可发现其脏器疾病。诊断的关键在于,对腰背痛的患者需要考虑到内脏源性疼痛的可能。比如泌尿系统疾病(急性或慢性肾盂肾炎、肾肿瘤、泌尿系统结石、肾结核、前列腺炎等)、消化系统疾病(消化性溃疡、胆囊炎等)、妇科疾病(子宫及附件疾病、盆腔肿瘤、经期紧张等)。

四、诊断流程图

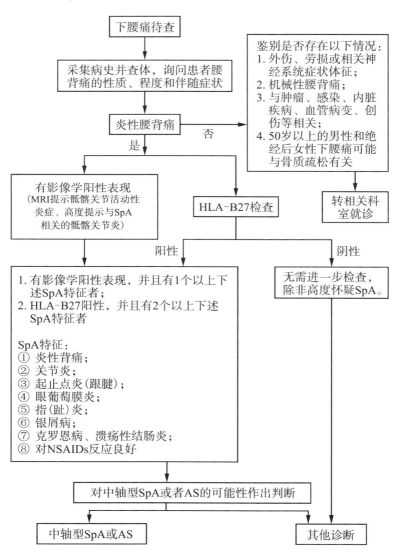

图 2-3-1 下腰痛待查的诊断流程图

(张 斌 袁 放)

第四节　发热待查

1. 发热待查的定义：发热持续3周以上，体温多次超过38.3℃，经完整的病史采集、体格检查以及常规实验室检查仍暂时不能明确诊断者。

2. 常见发热待查的原因有：感染性疾病、风湿免疫性疾病、肿瘤性疾病、自身炎症性疾病等。部分患者发热原因虽经全面检查，仍无法明确。

3. 多种风湿免疫性疾病均可以发热作为疾病初发或主要表现，诊断时需关注患者病史中的伴随症状、系统体征及自身免疫检查异常结果等。

4. 诊断风湿免疫性疾病需首先排除感染和肿瘤性疾病，必要的筛查可帮助确立最后诊断。

5. 对于风湿免疫性疾病患者在诊治过程中出现的反复发热，需鉴别是因原发病活动引起，还是因为合并感染。

一、病史采集要点

（1）发病年龄、患者性别、起病缓急、病程。尤其要再三追问冶游史、疫水和疫区接触史、基础疾病史、药物使用史、蚊虫叮咬史、牛/羊接触史、宠物饲养史、传染病接触史等（尤其是结核病接触史）。

（2）重点关注发热的可能诱因、最高体温、热型、发热的规律、缓解因素，患者的精神状态，对退热药或者激素治疗是否敏感，是否合并皮疹或皮下结节、关节痛或骨痛、泡沫尿或血尿、四肢麻木或感觉异常等伴随症状;追问患者日晒后皮疹情况及有无雷诺现象。

（3）关注患者之前的诊治经过、用药史以及用药后的病情变化。

二、体格检查要点

（1）血压:测患者双上肢血压,必要时测双下肢血压,并对上、下肢血压进行对比。

（2）皮肤、黏膜:检查患者全身皮肤,看是否有皮疹、结节、瘀点、瘀斑、破溃等,包括指（趾）尖及隐蔽部位;观察皮肤弹性;检查口腔及外阴是否有溃疡,眼结膜是否发红,舌面是否干燥、发红,是否有龋齿情况,脱发是否严重等。

（3）触诊:全身浅表淋巴结、甲状腺、肝脾;腹部压痛检查;颞动脉是否增粗及压痛;两侧桡动脉及足背动脉搏动是否对称。

（4）叩诊:肝区及双肾区;腹部移动性浊音。

（5）听诊:心肺是否有杂音、啰音及心包、胸膜摩擦音;依次听诊颈动脉、锁骨下动脉、腹主动脉、肾动脉、髂动脉和股动脉杂音。

（6）运动和神经系统:检查全身大小关节及脊柱的形态、压痛、肿胀和活动情况;检查四肢肌力、肌张力,看是否存在感觉异常及其他神经系统异常。

三、辅助检查

（1）三大常规、血生化、24小时尿蛋白定量、尿本周蛋白、凝血功能、甲状腺功能、铁蛋白、ESR、CRP、肿瘤标记物系列。

（2）自身抗体系列、抗中性粒细胞胞浆抗体（ANCA）、抗磷脂抗体系列、RF、抗CCP抗体、HLA-B27、免疫球蛋白全套＋补体;必要时行血免疫球蛋白(IgG4)水平检测、血清蛋白电泳、血尿轻链、血/尿固定免疫电泳。

(3) 血、痰(也可以是尿、关节液、大便、尿道分泌物、溃疡分泌物、脑脊液等)培养＋涂片找抗酸杆菌3次以上,其中血培养需反复多次,患者寒战或高热时抽血,应需氧菌、厌氧菌＋双肘静脉同时抽血;(1,3)-β-D 葡聚糖试验(G 试验)/半乳甘露聚糖试验(GM 试验)、PCT测定;血涂片查找疟原虫、大便混悬液离心沉渣涂片找虫卵。

(4) 乙肝三系＋丙肝抗体、TB-PPD试验及TSPOT.TB检测、人类免疫缺陷病毒(HIV)、梅毒、EB病毒(EBV)＋巨细胞病毒(CMV)。

(5) 胸部高分辨率计算机断层扫描(HRCT)、B超(腹部、双肾、输尿管)、心脏彩超(必要时行食管超声检查)、女性生殖系统B超或男性前列腺B超、心电图、(甲状腺＋颈部)淋巴结B超、(颈动脉＋锁骨下动脉)B超、鼻咽部CT、胃镜和(或)肠镜。

(6) 浅表淋巴结肿大者,行淋巴结穿刺、活检;皮下结节活检;皮疹活检;唇腺活检。

(7) 关节积液或胸、腹腔积液者,穿刺并送检积液常规、生化、肿瘤标志物、培养、抗酸染色,积液量大时加送脱落细胞。

(8) 有中枢神经系统表现者,行腰椎穿刺,并送检脑脊液常规、培养、生化、抗酸染色、墨汁染色、隐球菌荚膜抗原测定。

(9) 骨穿/骨髓活检,送检骨髓常规染色＋免疫组化＋骨髓培养＋染色体检查,必要时行T细胞受体(TCR)、IgH基因重排检查;必要时行全身骨单光子发射计算机断层扫描(ECT),甚至正电子发射断层扫描/计算机断层扫描(PET/CT)。

四、诊断思路

（1）常见细菌感染：高水平 PCT、CRP 检查可以作为参考；需注意的是，细菌培养要在使用抗生素前留取，并反复多次送检；若患者有牛、羊接触史，培养时间要延长至 1 周以上。

（2）特殊感染：需警惕真菌（曲霉菌、隐球菌、奴卡菌、组织胞浆菌等）、病毒（EB 病毒和巨细胞病毒）、结核及非典型分枝杆菌感染的可能；有免疫缺陷者，需警惕卡氏肺囊虫感染。

（3）血液系统疾病：拟诊血液系统疾病者，需行骨穿/骨髓活检、淋巴结 B 超及活检、骨 ECT 扫描等，必要时 PET/CT 检查。

（4）实体肿瘤：可行胸/腹部 CT、胃/肠镜检查，及鼻咽部、乳腺及前列腺检查等。需注意隐蔽部位(如胰腺、胆道、后腹膜等)的肿瘤。

（5）非感染性发热：排除药物热、亚急性甲状腺炎等。

（6）风湿免疫性疾病：发热时间越长，多系统受累表现越突出，越需要重视风湿免疫性疾病的可能。如果 ANA、可提取性核抗原（ENA）抗体、ANCA、RF 等自身抗体及 HLA-B27 指标有阳性发现，需明确是否有多系统受累，如出现皮疹、口腔溃疡、关节肿痛、雷诺现象、间质性肺炎、无脉等症状，则倾向于风湿免疫性疾病的可能，需进一步检查明确。成人斯蒂尔病、系统性血管炎、风湿性多肌痛、弥漫性结缔组织病等都可能是发热待查的病因。

（7）罕见病：自身炎症性疾病、结节病、IgG4 相关性疾病等。

五、诊断流程图

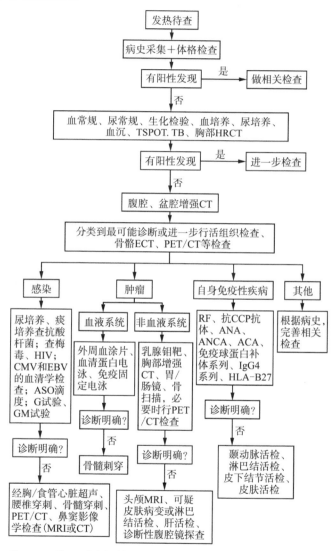

注：ACA：抗心磷脂抗体。

图2-4-1　发热待查的诊断流程图

（邬秀娣　　叶　俏）

第五节　雷诺现象待查

1. 雷诺现象:指一个或多个指(趾)端颜色先后出现苍白、发绀和潮红的现象。
2. 诊断三要素:患者指(趾)对寒冷敏感;指(趾)遇冷变白、变紫;变白→变紫的顺序性变化或单相过程。
3. 按病因,雷诺现象分为原发性及继发性两类。
4. 继发性雷诺现象的病因:风湿免疫性疾病、血液系统疾病、内分泌疾病、血管性疾病、神经系统疾病、环境因素、药物诱导等。
5. 治疗包括保暖、减压、避免诱因及针对病因的治疗。

一、病史采集和体格检查要点

（1）发病年龄、性别、起病缓急、病程,尤其需要关注发作是否有诱因(如寒冷、精神紧张、吸烟等)。

（2）重点关注伴随症状的询问:如皮肤颜色是否有改变;是否有发热;是否合并有皮疹或皮下结节、关节痛或骨痛、泡沫尿或血尿、四肢麻木或感觉异常、胸闷、气急、口干、眼干等伴随症状。特别需要关注是否有手指或肢体近端、颜面皮肤的增厚或变硬、指(趾)端是否有溃疡、结痂、瘢痕、坏疽等。

（3）关注患者之前的诊治经过、用药史以及用药后的病情变化。

二、体格检查要点

（1）有无脱发、皮疹、口腔溃疡、口干、猖獗龋齿等皮肤、黏膜的表现。

（2）有无手指及四肢近端、颜面部皮肤增厚、变硬、不易拉起；有无躯干皮肤增厚、变硬；指（趾）端是否有溃疡、结痂、瘢痕、坏疽等；是否伴有压痛、触痛。

（3）全身浅表淋巴结触诊。

（4）全身大小关节是否存在红、肿、热、痛，活动异常或畸形。

（5）心肺听诊是否有杂音、啰音及心包、胸膜摩擦音，注意有无velcro啰音，心脏听诊P_2有无亢进或分裂。

（6）检查四肢肌力、肌张力是否存在异常，是否有感觉异常及其他神经系统异常。

三、实验室和辅助检查

（1）血常规、尿常规、粪常规、血生化、24小时尿蛋白定量、凝血功能、甲状腺功能、ESR、CRP。

（2）ANA谱、ANCA、抗磷脂抗体系列、RF、抗CCP抗体、HLA-B27基因、免疫球蛋白和补体。

（3）肌钙蛋白I、心电图及心脏超声检测有无心肌受累及肺动脉高压，必要时行24小时动态心电图及心脏MRI检查。

（4）胸部HRCT、肺功能评估肺受累情况。

（5）尿常规、尿微量蛋白、24小时尿蛋白、肾功能等评估肾脏受累情况。

（6）肌电图/神经电图评估肌肉、神经受累情况。

（7）毛细血管镜检查有助于鉴别原发性雷诺现象与结缔组织病。

四、诊断流程图

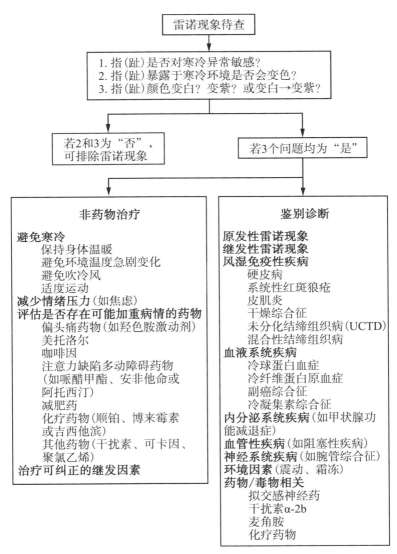

图2-5-1　雷诺现象待查的诊断流程图

（张　婷　薛　静）

第六节 口干、眼干待查

1. 口干、眼干是常见的临床表现,不一定都是病理性的,尤其当老年患者出现口干、眼干时,应注意与老年性干燥症相鉴别。

2. 口干、眼干的原因有很多,应注意询问诱因,必要时建议专科就诊。

3. 口干、眼干同时存在时需考虑系统性疾病,如各种原因导致的高渗状态(如糖尿病)以及风湿免疫性疾病(如干燥综合征)等。

4. 除了口干、眼干的主观症状外,可进行反映口干、眼干程度的客观检查,必要时行抗核抗体谱检查和(或)唇腺活检。

一、病史采集和体格检查要点

（1）发病年龄、起病诱因、时间、病程、缓急。

（2）口干的严重程度:口干是否持续3个月以上;是否需频繁饮水;吞咽干性食物是否有困难。

（3）眼干的严重程度:眼干是否持续3个月以上;是否欲哭无泪;眼睛是否有异物感或磨砂感;是否需要使用人工泪液。

（4）是否有其他伴随症状:如皮肤干燥或瘙痒、阴道干涩、乏力、发热、皮疹、双侧腮腺反复肿胀、干咳、气短、反酸、嗳气、夜尿增多、四肢麻木、软瘫等。

二、体格检查

（1）口腔：是否有牙齿片状脱落；是否满口义齿；是否有舌面干裂、舌乳头萎缩。

（2）眼：是否有干燥性角膜、结膜炎，可行眼科专科进一步检查。

（3）皮疹：下肢有无紫癜样皮疹。

（4）全身浅表淋巴结是否肿大。

（5）进行心、肺、腹部查体时，关注有无心律失常、肺部vel-cro啰音、浆膜炎等体征。

（6）是否有关节肿痛、肌肉压痛或肌力下降；是否有周围神经病变（感觉或运动神经检查异常）。

三、实验室及辅助检查

（1）干眼症检查往往需要至眼科完成。常用的检查包括泪膜破碎时间、泪液分泌试验及角、结膜荧光染色等。

（2）血常规检查关注有无血液系统受累：血三系或二系、一系减少的情况；可合并溶血性贫血或重度血小板减少。

（3）尿常规、尿微量蛋白检查关注有无尿糖、尿蛋白、尿微量蛋白异常及肾小管受累表现。

（4）免疫学检查：详见第四章第四节干燥综合征。

（5）B超检查可以明确是否存在慢性腮腺炎、唾液腺肿大等；肺CT可以发现间质性肺炎改变；心脏超声可以评估肺动脉压力；肌电图可以明确是否有周围神经病变。

（6）唾液腺ECT可反映唾液腺功能受损的程度；唾液流率及腮腺造影可反应腮腺受累情况。

（7）唇腺活检可为确诊干燥综合征提供病理依据，原发性干燥综合征（pSS）的典型病理改变为灶性淋巴细胞浸润。

四、诊断流程图

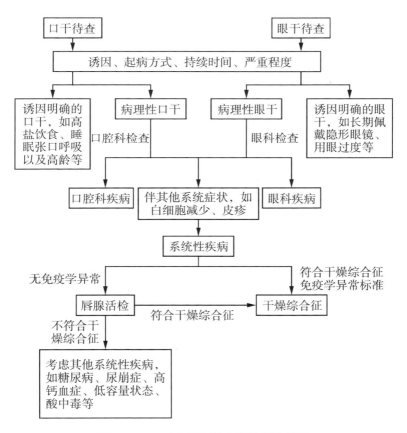

图2-6-1　口干、眼干待查的诊断流程图

（孙闻嘉　薛　静）

第七节　肌痛/肌无力待查

1. 肌痛/肌无力是炎性肌病常见的症状,但也常常出现在许多非风湿免疫性疾病中。
2. 对称性、进行性四肢近端肌无力是皮肌炎/多发性肌炎的特征性临床表现。
3. 颈、肩胛带和骨盆带肌肉疼痛、晨僵是风湿性多肌痛的主要症状。
4. 全身广泛存在的疼痛伴全身对称分布的压痛点是纤维肌痛综合征的主要特征,常伴有疲劳、睡眠障碍、晨僵以及抑郁、焦虑等精神症状。
5. 需着重与药物性、内分泌性、肿瘤性、神经源性、遗传性肌病等相鉴别。

一、病史采集要点

（1）发病年龄,起病诱因[注意有无药物（如他汀类）的使用,有无剧烈运动史,有无感染],发病时间、病程、缓急。

（2）确定肌痛/肌无力是否起于关节、肌肉、骨或神经损伤。

（3）肌痛/肌无力的性质和部位,全身或局部肌群累及的状况。

（4）肌痛/肌无力的类型、时间变化、与活动的关系等。

（5）有无晨僵、发热、皮疹、关节痛、口干、眼干、口腔溃疡、外阴溃疡、光过敏、脱发、眼红等伴随症状。

（6）有无体重下降、疲劳、胃纳改变、睡眠障碍、性格变化等症状。

（7）有无头皮触痛，颞动脉怒张、搏动增强或减弱，颞动脉触痛等。

（8）有无自身免疫性疾病的既往史或家族史。

二、体格检查要点

（1）检查肌肉压痛和无力的分布部位，排除神经性或血管性疼痛。

（2）检查颜面肌、躯干肌和四肢肌近远端的肌力，是否合并有肌张力异常、肌肉萎缩等情况。

（3）有无突眼、甲状腺肿大（内分泌肌病）；体重下降或厌食、恶性红斑、贫血貌（肿瘤相关性肌病）；口腔溃疡、甲周红斑、面部红斑（系统性红斑狼疮）；眼干、牙齿片状脱落或猖獗龋齿（干燥综合征）；皮肤增厚、变硬（硬皮病）；无痛性淋巴结肿大（淋巴瘤）；神经系统异常（神经源性肌病）等。

（4）如疑诊多肌炎/皮肌炎，应详细检查各部位肌肉受累情况，包括眼轮匝肌、面肌、颈部肌、四肢远近端肌肉的肌力、肌萎缩情况，有无眶周皮疹、Gottron征、甲周红斑、毛细血管扩张症、皮肤钙化、技工手等特征性皮疹或体征。仔细检查有无心、肺异常情况，有无发声困难和吞咽异常。

（5）如疑诊纤维肌痛综合征，应详细检查18个解剖位点的压痛情况。

三、实验室检查要点

（1）血常规、CRP、ESR、甲状腺功能、电解质、尿常规。

（2）ANA、免疫球蛋白及补体、肿瘤标记物、ANCA及其他肿瘤性疾病筛查项目。

（3）心肌酶谱、肌钙蛋白 I、心电图。

（4）肌电图、肌肉 MRI、肌活检。

四、诊断流程图

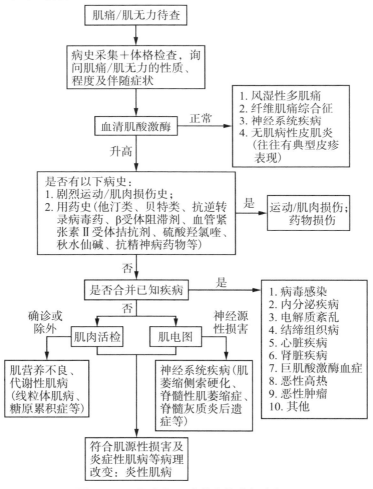

图 2-7-1　肌痛/肌无力待查的诊断流程图

（周　丽　忻霞菲）

第三章

风湿免疫性疾病的
辅助检查及评估

第一节 风湿免疫性疾病的实验室检查

1. 实验室检查是风湿免疫性疾病非常重要的辅助诊断手段。
2. 自身抗体如 ANA、抗磷脂抗体、ANCA、自身免疫性肝病抗体系列等在风湿免疫性疾病的诊断、分型、疗效评估和预后判断等方面具有重要的作用。
3. HLA 表达与某些疾病有明显相关性,如 90% 强直性脊柱炎患者 HLA-B27 阳性。
4. 免疫和炎症指标的检测在风湿免疫性疾病的病情判断、随访等方面具有重要作用。

一、自身抗体相关的实验室检查

(一)结缔组织病相关自身抗体

1. 抗核抗体

(1)定义:抗核抗体(ANA)指抗细胞核成分[脱氧核糖核酸(DNA)、核糖核酸(RNA)、蛋白质和酶]的抗体的总称。由于某些核抗原成分在核仁和胞浆内比细胞核内更丰富,因此更广义的 ANA 的定义应是指抗核酸和核蛋白抗体的总称。根据具体抗原成分的不同,ANA 包含着一组自身抗体,如抗双链脱氧核糖核酸(dsDNA)抗体、抗组蛋白抗体(AHA)、抗核小体抗体(ANuA)、抗 Smith(Sm)抗体、抗 UI 核糖核蛋白(U1RNP)抗体、抗核糖体 P蛋白(rRNP)抗体、抗 SSA 与抗 SSB 抗体、抗 Jo-1 抗体、抗 ScL-70

抗体、抗着丝点抗体（ACA）等，这些又被统称为抗核抗体谱
（ANAs）。

（2）ANA及ANAs检测的临床意义：①有助于弥漫性结缔组
织病的分类和诊断（如抗Sm抗体、抗Scl-70抗体等）。②部分抗
体有助于观察疾病活动度和对治疗的反应（如抗dsDNA抗体）。
③部分抗体有助于判断疾病亚型和预后（如抗Jo-1、抗SSA
等）。④有助于研究发病机制（如：抗核小体抗体、抗dsDNA抗
体）。

表3-1-1　ANAs的临床意义

ANAs	临床意义
抗dsDNA抗体	1. SLE的特异性抗体，与SLE疾病活动性相关，可用于SLE疾病活动期判断及药物疗效观察； 2. 多有致病性（IgG型），与亲和力（高）有关； 3. 与狼疮性肾炎（LN）相关，阳性者LN发生率比阴性者高12倍
抗组蛋白抗体（AHA）	1. 最常见于药物性狼疮（DIL），阳性率＞90%。仅有AHA阳性，而无其他ANA阳性，强烈支持DIL； 2. 与LN相关，与SLE疾病活动性存在一定意义的相关性； 3. 可出现于多种结缔组织病，无诊断特异性
抗核小体抗体（ANuA）	1. SLE的标记性/高特异性抗体，敏感性为58%～66%，特异性为98%～100%； 2. 用于SLE的早期诊断，ANuA的产生可早于抗dsDNA、AHA； 3. 与LN相关，与SLE疾病活动性相关
抗Sm抗体	SLE的标记性抗体，是前瞻性及回顾性诊断的指标
抗U1RNP抗体	多种结缔组织病均可出现，与手指肿胀、雷诺现象、肌炎、指端硬化等相关，但抗U1RNP抗体阳性者肾炎发生率低
抗核糖体P蛋白抗体	SLE的高度特异性抗体，与SLE脑病相关

ANAs	临床意义
抗 Ro/SSA 与抗 La/SSB 抗体	1. 抗 SSA 抗体：结缔组织病中出现频率最高的抗体（60%～75%），见于 pSS（75%）、SLE（25%）、RA（10%）、SSc（24%）、原发性胆汁性肝硬化（PBC）（20%）、炎性肌病等； 2. 抗 SSB 抗体：常与抗 SSA 相伴出现，诊断 pSS 更特异，见于 pSS（40%）、SLE（10%）； 3. 与新生儿狼疮和先天性心脏传导阻滞、平滑肌受累、光过敏、血管炎、皮疹、紫癜、淋巴结肿大、白细胞减少等有关
抗 Jo-1 抗体	1. PM/DM 的标记抗体，阳性率为 20%～30%； 2. 抗 Jo-1 抗体综合征：急性发热、对称性关节炎、技工手、雷诺现象、肌炎（相对轻）、肺间质病变
抗 ScL-70 抗体	1. SSc 的标记性抗体，阳性率 20%～30%； 2. 多见于弥漫型 SSc，病情进展快，与肺间质病变、弥漫性皮肤硬化等有关，提示预后不良
抗着丝点抗体（ACA）	1. 多见于局限性 SSc，病程缓慢，提示预后较好； 2. 多见于 CREST 综合征［软组织钙化（C）、雷诺现象（R）、食道功能障碍（E）、指端硬化（S）、毛细血管扩张（T）］，但并非 CREST 综合征的标记性抗体； 3. 也见于孤立性雷诺现象、pSS、PBC、自身免疫性肝炎等

（3）ANA 的检测方法：一般采用间接免疫荧光法（IIF），将稀释的待测血清滴至人喉癌上皮（Hep-2）细胞上，若待测血清中存在抗核抗体，则可与 Hep-2 细胞中的抗原形成抗原抗体复合物。加入荧光素标记的羊抗人 IgG 抗体（第二抗体），便可以在荧光显微镜下观察到相应的荧光核型。Hep-2 细胞的优点：核抗原丰富（内含 100～150 种自身抗原），特异性强，含量高，核大，细胞结构清晰，易于结果观察及荧光核型分析。因此，以 Hep-2 细胞为底物的 IIF 法是 ANA 初筛的"金标准"。ANA 检测的结果包括 ANA 滴度和 ANA 荧光核型。

（4）ANA 滴度的意义：①结缔组织病的初筛。②感染性疾病、肿瘤患者及 5% 的正常人也可出现低滴度阳性。③ANA 阴性基本可以除外 SLE。④ANA 滴度与疾病活动性无明确相关性。⑤阳性标本还需予一步识别。

（5）ANA 荧光核型的型别：目前国际公认的 ANA 检测方法为 Hep-2 细胞作为底物的 IIF 检测，根据荧光核型可分为：均质型（H）、斑点型（S）、核仁型（N）、着丝点型（ACA）和核膜型（M）等。ANAs 不同荧光核型的诊断流程见图 3-1-1。

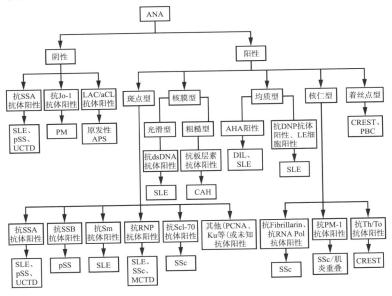

注：Fibrillarin：核仁纤维蛋白
　　Ku：Ku 抗原
　　Th/To：SSc 特异性抗体

图 3-1-1　ANAs 不同荧光核型诊断流程

2. 抗磷脂抗体

（1）定义：抗磷脂（APL）抗体是一组针对各种带负电荷磷脂的自身抗体。

（2）APL抗体的检测方法：抗心磷脂（aCL）抗体和抗β$_2$-GP1抗体采用 ELISA 方法检测；狼疮抗凝物采用白陶土凝固时间、Russell viper venom 时间、活化部分凝血活酶时间（APTT）、蛇毒时间等。

（3）APL抗体谱检测的临床意义：有助于SLE、习惯性流产、神经系统疾病、急/慢性白血病、肾脏和消化系统疾病的诊断，包括抗心磷脂（aCL）抗体、狼疮抗凝物（LAC）、抗β$_2$糖蛋白1抗体（抗β$_2$-GP1抗体）等成分。高水平的 APL IgG 型对原发性抗磷脂综合征（PAPS）的诊断最为特异。

表 3-1-2　APL 抗体谱的临床意义

APL 抗体谱	临床意义
抗心磷脂（aCL）抗体	1. aCL 抗体（主要是 IgG 和 IgM 型）在 SLE 中的阳性率为 20%～50%。IgG 型与血栓形成、习惯性流产和血小板减少有关；IgM 型与溶血性贫血和中性粒细胞减少有关。 2. SS 中 IgA 型抗体升高。 3. aCL 抗体阳性的患者有发展为静脉和动脉血栓的风险。 4. 自发性流产、死胎和早产患者常见 aCL 抗体阳性。 5. 在诊断为 PAPS 的患者中，aCL 抗体阳性的敏感性高达 97%。aCL 抗体可作为诊断 PAPS 的筛选指标之一，但它的特异性只有 74%
抗β$_2$糖蛋白1（抗β$_2$-GPI 抗体）抗体	1. β$_2$-GPI 是抗磷脂抗体结合磷脂的主要靶抗原，尤其是结合 β$_2$-GPI-心磷脂复合物时，β$_2$-GPI 为抗心磷脂抗体提供表位，同时 GPI 作为狼疮抗凝物质的辅助因子发挥作用。 2. PAPS 患者血清中抗 β$_2$-GPI- IgG 和（或）IgM 抗体阳性率为 30%～60%，抗体浓度与静脉血栓密切相关。 3. 抗 β$_2$-GPI 抗体与脑卒中、血小板减少、APTT 延长、深静脉血栓和流产相关

3. ANCA

（1）定义：ANCA是以中性粒细胞和单核细胞胞浆成分为靶抗原的一组自身抗体。

（2）ANCA的检测方法：最常用的方法为间接免疫荧光法（IIF）。将稀释后的待检血清滴在人粒细胞抗原基质上，如被检血清中存在ANCA，其与基质中的中性粒细胞胞浆抗原结合，形成抗原抗体复合物（主要是IgG类），再与加入的羊抗人IgG荧光抗体结合，在荧光显微镜下可在中性粒细胞的胞浆、核周或其他位置观察到亮绿色荧光染色，此为ANCA阳性。

ANCA存在多种靶抗原，其中蛋白酶3（PR3）和髓过氧化物酶（MPO）是最有意义的抗原成分，酶联免疫吸附试验（ELISA）检测针对不同靶抗原成分的抗体可帮助确证ANCA检测和分型，是不同类型原发性小血管炎特异性血清学诊断及临床治疗监测的重要工具。

（3）ANCA谱检测的临床意义：①对系统性血管炎、炎症性肠病和自身免疫性肝病等疾病的诊断与鉴别诊断具有重要意义。②胞浆型ANCA（cANCA）其靶抗原主要是PR3，cANCA诊断肉芽肿性多血管炎（GPA）的特异性大于90%，PR3-ANCA诊断GPA的特异性可超过95%。cANCA和PR3-ANCA抗体滴度与GPA患者病情活动度一致，可作为判断GPA等原发性血管炎疗效和预测复发的指标。③核周型ANCA（pANCA）靶抗原主要是MPO，MPO-ANCA主要与显微镜下多血管炎（MPA）、坏死性新月体型肾小球肾炎（NCGN）、结节性多动脉炎（PAN）和嗜酸性肉芽肿性血管炎（EGPA）等相关，也可出现在炎症性肠病等其他疾病。MPO-ANCA与病情活动相关，也可用于疾病疗效评估和预测复发。

（二）类风湿关节炎相关自身抗体

1. 类风湿因子（RF）

（1）RF是针对IgGFc片段的自身抗体，在类风湿关节炎患者中阳性率为75%～80%，是诊断类风湿关节炎的重要血清学标准之一，但不是必要条件。

（2）RF亦可出现在其他疾病中，如自身免疫性疾病（干燥综合征、系统性红斑狼疮、肌炎与皮肌炎、混合性冷球蛋白血症等）、感染性疾病（细菌性心内膜炎、风疹、疟疾、丙型肝炎等）、非感染性疾病（弥漫性肺间质纤维化、肝硬化等）。

（3）持续高滴度的RF提示类风湿关节炎放射学进展迅速。

2. 抗瓜氨酸化蛋白/肽抗体（ACPA）：抗环瓜氨酸肽（CCP）抗体和抗突变型瓜氨酸化波形蛋白（MCV）抗体

（1）ACPA诊断类风湿关节炎的敏感性为50%～75%，但特异性较高，可达到90%。

（2）ELISA检测的抗CCP抗体较为常用。

（3）抗MCV抗体是ACPA的另外一种检测方法，效能与抗CCP抗体相似。

（4）与RF比较，ACPA对类风湿关节炎患者的关节侵蚀具有更高的预测价值。

3. 抗角蛋白抗体（AKA）和抗核周因子（APF）抗体

（1）AKA和APF抗体也被认为是类风湿关节炎较特异的自身抗体，两者联合检测可提高对类风湿关节炎诊断的特异性，有报道两者联合检测诊断类风湿关节炎的敏感性为40.3%，特异性为94.7%。目前认为这两者的靶抗原均为环瓜氨酸多肽，故目前多采用ACPA代替这两者检测。

（2）AKA和APF抗体与疾病严重程度和活动性相关，也是RA早期诊断和预后判断的指标之一。

（三）自身免疫性肝病相关抗体

1. 抗平滑肌抗体（SMA）

高滴度的SMA（＞1:160）为I型自身免疫性肝炎（AIH）的血清高敏感性自身抗体（至少90％），其中以F-肌动蛋白为靶抗原的SMA为I型AIH的特异性抗体，阳性率高达97％。高滴度的SMA还可见于AIH与原发性胆汁性肝硬化（PBC）重叠综合征患者。

2. 抗线粒体抗体（AMA）

PBC患者的AMA阳性率高达90％，其中，高滴度的抗线粒体M2抗体（AMA-M2）在PBC患者中阳性率大于96％，因此AMA在PBC的诊断和鉴别诊断中具有很高的特异性。

二、免疫相关的实验室检查

1. 免疫球蛋白

（1）定义：免疫球蛋白（Ig）是指一组具有抗体活性和（或）抗体样结构的球蛋白。Ig由浆细胞产生，存在于血液和其他体液（包括组织液和外分泌液）中，约占血浆蛋白总量的20％，还可分布在细胞膜表面。

（2）免疫球蛋白的检测方法：常用散射比浊法测定。抗原（免疫球蛋白）与抗体（抗免疫球蛋白）在液相中可快速反应，形成的免疫复合物颗粒具有特殊的光学特性，使反应液出现浊度。其反应速率最快的某一时间称为速率峰。当反应体系中的抗体（抗免疫球蛋白）量保持过剩时，速率峰的高低与免疫球蛋白含量成正比，仪器将测得的速率峰值信号转换成相应的免疫球蛋白浓度。

（3）免疫球蛋白的临床意义：①在自身免疫性疾病中，免疫球蛋白常表现为多克隆免疫球蛋白升高。②多发性骨髓瘤患者免疫球蛋白表现为仅有某一种Ig或其片段、轻链异常增高,而其他种类明显降低或维持正常。③巨球蛋白血症患者血清中IgM可高达20g/L以上。④超敏反应性疾病(如过敏性鼻炎、外源性哮喘等),患者血清中IgE可升高。⑤自身免疫性胰腺炎、间质性肾炎、腹膜后纤维化等,患者血清中IgG4水平升高明显。

2. 补 体

(1) 定义:补体(complement)是新鲜血清中正常蛋白质的一部分,主要由9种成分(C1~C9)组成。

(2)补体的检测方法:总补体检测采用50%溶血实验法,其原理是补体可使致敏的绵羊红细胞发生溶血反应,并且一定量的致敏红细胞溶血50%左右时与补体量呈线性关系,根据其量的多少来判断总补体的含量。C3、C4检测采用速率散射比浊法,其原理是待测血标本与定量的抗单一补体成分的抗体反应,加入聚乙二醇沉淀免疫复合物,使溶液吸光度值下降,免疫复合物的量取决于补体,其含量与溶液吸光度值有函数关系。

(3) 常检测的补体成分有C3、C4和CH50。

(4) 补体检测的临床意义:①血清总补体活性减低:见于急、慢性肾小球肾炎,系统性红斑狼疮,自身免疫性溶血性贫血。②血清总补体活性增高:见于急性炎症、恶性肿瘤、心肌梗死、妊娠糖尿病等。③C3、C4活性增高或减低的临床意义与总补体活性增高或减低的临床意义相似,但更敏感。

三、炎症及其他相关的实验室检查

1. CRP

(1) 定义:抗体对外界病原菌感染与组织损伤的反应可分为两个时相,分别为急性反应时相和迟缓相。前者的特征是急性期反应物(APR)在血液中浓度迅速升高,甚至达正常的千倍以上,CRP是APR中的一种。

（2）CRP的临床意义:①CRP作为急性时相反应物,其升高时,需考虑细菌感染或炎症性疾病如类风湿关节炎、系统性血管炎、复发性多软骨炎、强直性脊柱炎等,且与病情活动度相关。②在部分弥漫型结缔组织病中,CRP与病情活动无关,如系统性红斑狼疮、原发性干燥综合征、炎性肌病等。③在部分风湿免疫性疾病中,如类风湿关节炎和强直性脊柱炎,CRP是一个用来判断疗效的客观指标。

2. 冷球蛋白

（1）定义:冷球蛋白是低温时自然沉淀,加热后又能溶解的蛋白或蛋白复合物。

（2）冷球蛋白的检测方法:检测冷球蛋白是依据其在4℃沉淀,30℃易于聚合,37℃溶解的特性来检查。具体步骤如下:37℃环境下采血4ml;37℃环境下离心;将血清分为两份,一份置于4℃环境中,一份置于37℃环境中;一周后观察有无沉淀出现,以4℃出现沉淀,而37℃不出现沉淀为阳性。

（3）冷球蛋白检测的临床意义:①原发性冷球蛋白血症可检测到冷球蛋白。②其他结缔组织病也可合并存在冷球蛋白血症,如15%~35%的系统性红斑狼疮患者可出现冷球蛋白,且常提示病情活动。

3. ASO

（1）定义:ASO是溶血性链球菌的代谢产物之一,具有溶血作用和抗原性。

（2）检测方法(免疫比浊法):当含抗体的血清与包被有抗链球菌"O"抗原的聚苯乙烯微粒结合,可引起浊度的增加,550nm波长处有特征吸收峰,通过与标准浓度比较,可测定出血清中ASO抗体的滴度。

（3）ASO 的临床意义：①凡由溶血性链球菌感染所引起的疾病（如风湿热、猩红热、丹毒、急性肾炎等），ASO 值均可升高。②某些与溶血性链球菌无明显关系的疾病（少数肝炎、肾病综合征、结核病等），ASO 也可升高。③高胆固醇血症、巨球蛋白血症、多发性骨髓瘤患者，ASO 也可升高。

4. HLA

（1）定义：HLA 是指位于人细胞表面的糖蛋白，由位于第 6 号染色体短臂的基因编码，是能引起强烈、快速移植物排斥反应的抗原系统，并参与调节免疫应答反应。

（2）HLA-B27 检测方法：①淋巴毒法：采用荧光标记的 HLA-B27 单抗与 T 淋巴细胞表面的 HLA-B27 抗原结合，利用流式细胞仪（FCM）分析软件测定 HLA-B27 异硫氰酸荧光素（FITC）平均荧光强度，从而间接定量 HLA-B27 的表达情况。②流式细胞法：通过流式细胞术检测淋巴细胞 HLA-B27 表达情况，是目前较为公认的检测方法。

（3）HLA-B27 的临床意义：① 强直性脊柱炎与 HLA-B27 抗原有非常强的关联，90% 左右的强直性脊柱炎患者 HLA-B27 呈阳性，而正常人中 HLA-B27 的阳性率仅为 4%～7%，因此对所有怀疑强直性脊柱炎的患者，均应进行 HLA-B27 检测。但并非 HLA-B27 阳性的人都会患强直性脊柱炎，仅有 20% 左右的 HLA-B27 阳性的人会发生强直性脊柱炎或其他某一种血清阴性脊柱关节病（如反应性关节炎及银屑病关节炎等）。② 白塞病与 HLA-B5 相关，阳性率达 61%～88%；系统性红斑狼疮与 HLA-DR2、3 相关；类风湿关节炎与 HLA-DR4 相关，HLA-DR4 对于类风湿关节炎的预后评估有重要意义。

（陈　勇　薛　静　陈　萍）

第二节 风湿免疫性疾病的影像学检查

1. 风湿免疫性疾病的影像学检查包括超声学检查、放射学检查和磁共振成像等检查手段。
2. 影像学检查需根据患者的年龄、症状、初步诊断和检查部位,结合当地医院条件,选择合适的检查方法,优先考虑费用低、损伤少的检查方法,避免患者接受反复、大剂量的放射线暴露。
3. 对于未成年人、备孕女性及孕妇,尤其要注意减少放射线照射。

一、超声学检查

1. 肌骨超声

在风湿免疫科,超声检查适用于肌腱、滑膜、关节软骨、骨皮质、血管、囊肿、涎腺等组织的检查,有便携、廉价、无创、动态、便于随访和比较检查结果等优点,对发现关节早期炎症、鉴别炎症性质、诊断大动脉炎等均有较实用的价值,故近年在风湿免疫科中应用日益广泛。肌骨超声检查可发现类风湿关节炎的滑膜炎和骨皮质缺损、骨性强直,脊柱关节病的肌腱附着点炎症和肌腱炎症,骨关节炎的骨质增生、软骨病变;可以发现痛风关节面的双轨征。这些特征性的表现均有助于诊断和治疗后复查、随访。而近年开展的涎腺(含唾液腺和泪腺)超声则有助于干燥综合征的诊断。

2. 血管超声

一般用于浅表大动脉,如颈内/颈外动脉、颞浅动脉、锁骨下动脉、股动脉的检查,若发现典型的大动脉狭窄、闭塞等特征性表现,则有助于大血管炎的诊断。

3. 心脏超声

心脏超声检查有助于发现心脏结构性异常和肺动脉高压。所有结缔组织病患者都应做心脏超声筛查,以排除心包积液、心脏结构异常,并估测肺动脉压力。

二、放射学检查

1. X线摄片

X线摄片适用于观察骨皮质侵蚀、皮下钙质沉积(多见于皮肌炎)、焦磷酸钙沉积症和关节间隙改变,是骨关节类疾病的首选检查方法。

(1)类风湿关节炎的诊断"金标准"是X线摄片,故初诊患者除有禁忌证外,都应做双手和双足的X线正位片,并根据骨质疏松、骨质侵蚀、关节间隙狭窄、关节半脱位、关节强直等情况对病情进行分期。因双手或双足X线摄片检查经济、方便,射线量小,也可以用作随访对比。

(2)骨关节炎(含膝关节、髋关节、脊柱和双手、双足)的诊断也依赖于X线摄片,并可用于病情分期和制订治疗方案。

(3)可在脊柱关节炎中晚期患者X线片中发现典型的改变:强直性脊柱炎可见骶髂关节骨质侵蚀、关节间隙狭窄甚至融合,也可见脊柱的骨桥形成、竹节样变;银屑病关节炎可见指端笔帽征、非对称的骶髂关节炎;滑膜炎、痤疮、脓疱病、骨肥厚、骨炎(SAPHO)综合征可见胸锁关节骨肥厚增生。

(4)伴痛风石形成的慢性期痛风患者可见四肢关节典型穿

凿样骨质缺损。

（5）假性痛风患者可以在关节 X 线平片上发现软骨面线性钙质沉积。

（6）皮肌炎,尤其是儿童皮肌炎患者, X 线片可以发现皮下钙质沉积影。

（7）硬皮病患者 X 线片除了可以发现软组织钙化外,还可以发现双手指骨末端骨质吸收,严重者可呈截断样改变。

（8）银屑病关节炎晚期患者远端指间关节 X 线改变可出现关节近端面增生,远端面吸收,称为"笔帽征"。

2. CT 和双能量 CT 检查

CT 检查可以显示身体的三维结构,故较传统 X 线摄片检查更能发现一些人体解剖位置上相互重叠的组织的细微变化。对 X 线摄片检查提示有异常而需要做进一步观察的病灶,均可进行 CT 检查。

（1）强直性脊柱炎:骨盆 CT、脊柱 CT 检查均较普通 X 线摄片检查更敏感,易于发现骶髂关节各种程度的骨质侵蚀、关节间隙轻度狭窄、早期脊柱小关节突钙化、骨桥形成等。

（2）结缔组织病:结缔组织病患者的肺部累及多表现为间质性肺炎,在普通 X 线片中表现不明显,故需选择肺部 CT 或者高分辨率 CT（HRCT）检查代替普通 X 线胸片检查以观察有无肺部累及,尤其是早期间质性肺炎。

（3）系统性红斑狼疮:怀疑肠系膜血管炎时需行腹部增强 CT 扫描,若发现典型的靶征和梳齿征,提示存在肠系膜血管炎。

（4）痛风:痛风石和尿酸盐小结晶在双能量 CT 扫描重建后表现为以颜色标记的能量衰减灶,有助于痛风的诊断和病情的判断。

3. 其他放射学检查

（1）PET-CT可用于实体肿瘤和淋巴瘤的筛查，在风湿免疫科中主要用于排除肿瘤，尤其是用于皮肌炎/肌炎患者。由于此类患者肿瘤发病率高，若患者经济条件允许，病情需要，建议行PET-CT检查。

（2）ECT包括全身骨扫描、肾功能检查和唾液腺功能检查，可用于排查多发性骨髓瘤或肿瘤骨转移等疾病；了解肾功能，多用于痛风性肾病、狼疮性肾炎患者；了解唾液腺的分泌功能，多用于干燥综合征的辅助诊断。

（3）食管吞钡检查现在已不常用，一般用于了解硬皮病患者的食管蠕动功能。

（4）腮腺造影结果阳性是干燥综合征分类标准中的一条，故一般用于明确干燥综合征的诊断和了解患者腮腺功能。

（5）DSA多用于大动脉和中等动脉的检查，对大血管炎和中血管炎具有确诊意义。但由于CTA操作方便、无创，故近年来DSA逐渐被CTA取代。

（6）CTA检查怀疑有大血管炎（大动脉炎和巨细胞动脉炎）时，宜查主动脉及其分支的CTA；怀疑中等动脉炎（如结节性多动脉炎）时，宜查肠系膜动脉CTA和颅内动脉CTA。如果发现典型的动脉狭窄、闭塞或动脉瘤形成，即可明确诊断。

三、MRI

MRI的原理是通过组织内氢质子在磁场中的变化而产生图像。MRI无X线辐射损伤，同时，还能清晰显示关节内结构、软组织病变、骨髓内病变，可有效弥补X线和CT检查在软组织和骨髓成像方面的局限性。MRI适用于以下疾病的检查。

（1）各种关节炎症：对尚未出现骨质侵蚀的早期关节炎症，

MRI能显示骨髓和滑膜炎症、水肿等特征性病变。强直性脊柱炎早期可以在骶髂关节、髋关节、脊柱侧角等位置发现水肿，提示肌腱附着点炎症和骨髓水肿；类风湿关节炎早期可发现双手关节滑膜炎及骨髓水肿；股骨头坏死早期可发现股骨头地图样表现；膝关节骨关节炎可以清楚地显示半月板、十字韧带及关节软骨的损伤。

（2）结缔组织病及血管炎：MRI可以发现后腹膜占位性病变，有助于IgG4相关性疾病的诊断；肌炎、多肌炎和风湿性多肌痛患者均可在MRI上发现肌群的水肿和炎症；颅内血管炎可以在MRI上表现为脑缺血、脑梗死、脑白质变性等，有助于诊断；副鼻窦区的炎性肉芽肿则往往提示小血管炎的可能。

四、骨密度测定

风湿免疫性疾病包括原发和继发性骨质疏松，后者往往是由于疾病本身的炎症或药物因素（特别是糖皮质激素等）、低体重、高龄等多因素的影响，患者发生骨量减少和骨质疏松，骨密度检测可用于此类患者骨量的评估，从而对其进行早期干预，防治相关并发症。

1. 双能X线吸收测定法（DXA）

DXA是目前最常用的骨密度测定法，可测量人体全身任何部位的骨矿物质含量，精确度高，且检测一个部位的放射剂量相当低（约为胸部X线放射剂量的1/30），对人体危害较小。DXA常用于评估腰椎及髋部的骨量情况。

2. 超声波测定法

利用超声波测定骨矿含量、骨结构及骨强度的情况。该方法简便、安全、经济，与DXA相关性良好，但其精确度不如DXA。

3. 其　他

如定量CT(QCT),能精确地测定特定部位的骨矿物密度,但由于其放射损伤和检查费用较高,使其使用受到一定限制。

(邬秀娣　张　颖　王宏智)

第三节　关节腔穿刺术及滑液分析

1. 关节腔穿刺术是风湿免疫科医生必须掌握的基本操作。
2. 关节腔穿刺术是明确关节积液性质,进行关节腔内注射药物等治疗的重要手段。
3. 最常见的关节腔穿刺部位为膝关节,其他常见关节包括肘、肩、踝、腕等。

一、关节腔穿刺术

1. 适应证

(1) 急性发病的关节肿胀、疼痛或伴有局部皮肤发红、发热,尤其表现在单个关节,怀疑为感染性、创伤性或晶体性关节炎。

(2) 未确诊的关节肿痛伴积液,需采集关节液做诊断。

(3) 已确诊的关节炎,但个别关节有持久不愈的大量关节积液,影响患者关节功能时可行穿刺引流并注射药物。

2. 禁忌证

(1) 凝血功能障碍。

(2) 穿刺部位破溃、皮疹或感染。

(3) 人工关节。

3. 操作方法

(1) 准备:向患者及家属解释关节穿刺的必要性和相关风险,签署知情同意书,备好穿刺包、注射器、利多卡因和消毒液。

(2) 体位:患者取仰卧位或坐位。

（3）定位：髌骨外上缘穿刺点为髌骨外上缘处与股外侧肌交界处，按压股外侧肌时凹陷处；髌骨外下缘穿刺点在患者屈膝90°时髌骨下缘髌韧带外侧1cm处。

（4）消毒：以穿刺点为中心，向周围15cm范围消毒。术者戴无菌手套，铺无菌巾。

（5）局部麻醉：穿刺点用利多卡因局部麻醉（从皮肤至关节腔），注意回抽。也可表面麻醉替代，操作熟练者可快速进入关节腔而不行局麻。

（6）穿刺抽液：术者右手持注射器，左手固定穿刺点。沿麻醉路径穿刺，当针头进入关节腔后，左手不动，固定针头和注射器，右手缓慢抽动注射器筒栓进行抽液或注药等操作。如有阻塞，可将注射器取下，注入少许空气，将阻塞排除，再继续抽吸。

（7）标本送检：留取标本送检。如为关节腔局部注射治疗，可根据不同疾病局部使用激素或透明质酸钠。

（8）压迫、固定穿刺点：操作结束盖无菌纱布，压迫2～3分钟，用胶布固定。

（9）安置患者：向患者及其家属交代注意事项；给患者测血压，观察患者关节局部情况；整理、处理用物，规范洗手，并做好记录。

4. 注意事项

（1）为了便于关节内容物重新悬浮，操作前应使患者的关节做主动或被动的全方位运动。

（2）关节腔穿刺的全程应遵守无菌操作原则。

（3）穿刺时应消除患者紧张情绪，否则患者关节内的压力会增高，造成穿刺困难。

（4）穿刺如遇骨性阻挡，宜略返针少许，并稍改换穿刺方向，再边吸边进针。

（5）对负重关节（如膝关节）穿刺后，患者尽可能休息1～2d；尤其是接受抗凝治疗的患者，应制动1～2d。

（6）关节腔内注射皮质类固醇的患者，一天内注射的关节数量限于2个以内，一年内同一关节注射的次数最好不超过3次。

（7）关节腔有明显积液者，穿刺后应加压包扎，给予适当固定。根据积液的多少，确定再穿刺的时间，一般每周穿刺2次即可。

5. 常见关节炎滑膜液的特征

表3-3-1　正常关节和几种常见关节炎滑膜液的特征

项目＼类型	正常关节液	非炎症性	炎症性	化脓性	血性
量(ml/膝关节)	<3.5	>3.5	>3.5	>3.5	>3.5
透明度	清亮	清亮	清亮—混浊	混浊	血性
颜色	淡黄	黄	黄	黄	红
粘性	高	高	低	可变的	可变的
白细胞数(个/mm³)	<200	0～2000	>2000	>20000	可变的
多形核白细胞 %	<25	<25	≥50	≥75	50～75
培养	阴性	阴性	阴性	常阳性	阴性
病因		可见于退行性关节疾病（如骨关节炎）、创伤、肥大性骨关节病等	可由多种疾病引起，包括RA、急性晶体性滑膜炎（痛风、假性痛风）、反应性关节炎、风湿热等	可由细菌、分枝杆菌或真菌引起	可由血友病、其他出血性疾病、抗凝、坏血病、肿瘤等引起

注：Neu：中性粒细胞；RBC：红细胞；Lym：淋巴细胞。

6. 常用关节穿刺部位

膝关节、腕关节和肩关节等常用穿刺部位见图 3-3-1～图 3-3-6。

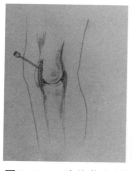 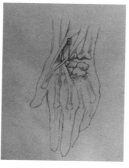 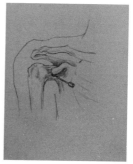

图 3-3-1　膝关节穿刺部位示意图　　　图 3-3-2　腕关节穿刺部位示意图　　　图 3-3-3　肩关节穿刺部位示意图

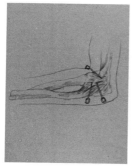 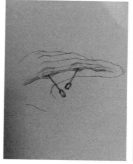 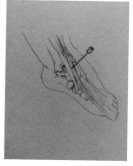

图 3-3-4　肘关节穿刺部位示意图　　　图 3-3-5　掌指及指间关节穿刺部位示意图　　　图 3-3-6　踝关节穿刺部位示意图

（杜　燕　朱小春）

第四节 疾病活动度评分

1. 疾病活动度评分对于风湿免疫性疾病治疗方案的制订及预后判断有重要意义。

2. 国际上曾提出多种系统性红斑狼疮(SLE)活动指数评分系统,其中SLEDAI-2000在临床上应用最为广泛。

3. 类风湿关节炎(RA)活动指数及疗效评估评分系统有多种,包括DAS28、CDAI、SDAI及HAQ等,其中最常用的为DAS28评分系统。

4. 强直性脊柱炎(AS)疾病活动评分系统目前有ASDAS及BASDAI两种。与BASDAI相比,ASDAS与外周血中反映炎症的生物学标记物的相关性更强,因此可能是脊柱关节病患者病情活动度更好的衡量指标。

5. 干燥综合征(SS)病情评估系统包括ESSDAI及ESSPRI评分。

一、SLE疾病活动度评分

SLE活动度评分方法临床应用最广泛的是系统性红斑狼疮疾病活动指数(SLEDAI-2000)。

表3-4-1 SLEDAI-2000积分表

临床表现	积分
癫痫发作:最近开始发作的,除外代谢、感染、药物所致	8
精神症状:严重紊乱,干扰正常活动,除外尿毒症、药物影响	8

续表

临床表现	积分
器质性脑病:智力改变伴定向力、记忆力或其他智力功能损害,并至少同时有以下两项:感觉紊乱、不连贯的松散语言、失眠或白天瞌睡、精神活动增多或减少。除外代谢、感染、药物所致	8
视觉受损:SLE视网膜病变,除外高血压、感染、药物所致	8
颅神经异常:累及颅神经的新出现的感觉、运动神经病变	8
狼疮性头痛:严重持续性头痛,麻醉性止痛药无效	8
脑血管意外:新出现的脑血管意外,除外动脉硬化	8
脉管炎:溃疡、坏疽、有触痛的手指小结节、甲周碎片状梗死、出血或经活检、血管造影证实	8
关节炎:2个以上关节痛和炎性体征(压痛、肿胀、渗出)	4
肌炎:近端肌痛或无力,伴磷酸肌酸激酶(CPK)、醛缩酶升高,或肌电图改变或活检证实	4
管型尿:颗粒管型或细胞管型	4
血尿:>5个红细胞/高倍镜视野,除外结石、感染和其他原因	4
蛋白尿:>0.5g/24h,新出现或近期增加	4
脓尿:>5个白细胞/高倍镜视野,除外感染	4
脱发:新出现或复发的异常斑片状或弥散性脱发	2
新出现皮疹:新出现或复发的炎症性皮疹	2
黏膜溃疡:新出现或复发的口腔或鼻黏膜溃疡	2
胸膜炎:炎性胸痛伴胸膜摩擦音、渗出或胸膜肥厚	2
发热:>38℃,除外感染因素	1
血小板计数:<100×10^9/L	1
白细胞计数:<3×10^9/L,除外药物因素	1
总分	

注:上述临床表现指患者在近10天内的症状、体征或检查结果。积分0~4分:疾病基本无活动;5~9分:轻度活动;10~14分:中度活动;≥15

分：重度活动。根据积分指导患者的治疗（调整激素的剂量或选择不同的免疫抑制剂）。

二、RA疾病活动度评分

1. 28个关节疾病活动度评分（DAS28）

DAS28主要是对28个关节的肿胀和触痛情况进行评估。28个关节包括：双侧肩关节（2个），双侧肘关节（2个），双侧腕关节（2个），双侧掌指关节（10个），双侧近端指间关节（10个），双侧膝关节（2个）。

$$DAS28 = 0.56 \times \sqrt{压痛关节数} + 0.128 \times \sqrt{肿胀关节数} + 0.7 \times \ln(ESR) \times 1.08 + 0.16。$$

可通过 DAS28 Calculater 1.1β 软件或 Rheumahelper APP 进行计算。

表3-4-2　DAS28评分与RA疾病活动度评估

DAS28 评分	RA 疾病活动度
＞5.1	高度活动
＞3.2 且≤5.1	中度活动
＞2.6 且≤3.2	轻度活动
≤2.6	疾病缓解

2. 简化的疾病活动指数（SDAI）

SDAI=28个关节中的肿胀关节数＋28个关节中的压痛关节数＋患者的总体评价（0～10）＋医生的总体评价（0～10）＋CRP（mg/dl）。

3. 临床疾病活动指数（CDAI）

CDAI=28个关节中的肿胀关节数＋28个关节中的压痛关节数＋患者的总体评价（0～10）＋医生的总体评价（0～10）。

表3-4-3 SDAI和CDAI评分与RA疾病活动度评估

评估指标	分数范围	疾病活动度			
		缓解	低度	中度	高度
SDAI	0.1～86	≤3.3	≤11	＞11且≤26	＞26
CDAI	0～76	≤2.8	≤10	＞10且≤22	＞22

4. 健康评估问卷（HAQ）

（1）HAQ

表3-4-4 HAQ评分表

现在您能否自己做到以下事项？请根据您的实际情况回答下列问题。

问 题		评分方法				得分
		无困难	有些困难	很困难（需要他人协助或借助工具）	不能做	
1. 穿衣和梳理	能穿衣吗？包括系鞋带和扣纽扣	0	1	2	3	
	能洗头吗？	0	1	2	3	
2. 个人卫生	能洗澡和擦干身体吗？	0	1	2	3	
	能洗盆浴吗？	0	1	2	3	
	能上厕所吗？	0	1	2	3	
3. 起身	能从无扶手的椅子上直接站起来吗？	0	1	2	3	
	能上、下床吗？	0	1	2	3	
4. 触物	能触到在自己头顶高度的物体，并把它（2.5kg重）拿下来吗？	0	1	2	3	
	能弯腰从地上捡起衣服吗？	0	1	2	3	

续表

问题		评分方法				得分
		无困难	有些困难	很困难(需要他人协助或借助工具)	不能做	
5. 进食	能切肉吗？	0	1	2	3	
	能将装满水的玻璃杯送到嘴边吗？	0	1	2	3	
	能开启一盒未开封的牛奶吗？	0	1	2	3	
6. 握物	能打开小汽车车门吗？	0	1	2	3	
	能拧开已开启过的罐头瓶吗？	0	1	2	3	
	能开关水龙头吗？	0	1	2	3	
7. 行走	能在室外的平地上行走吗？	0	1	2	3	
	能上5个台阶吗？	0	1	2	3	
8. 活动	能跑腿和购物吗？	0	1	2	3	
	能上、下小汽车吗？	0	1	2	3	
	能做简单家务(如吸尘、园艺)吗？	0	1	2	3	
总分						

注:以上8项评估中,每项的得分为该项2~3个小问题中最低的评分。总分为8项得分总和的平均值,总分为0~3分。

（2）简化版HAQ

表3-4-5 简化版HAQ

现在您能否自己做到以下事项？请根据您的实际情况回答下列问题。

续表

问 题	评分方法				得分
	无困难	有些困难	很困难(需要他人协助或借助工具)	不能做	
1. 能穿衣服吗?包括系鞋带和扣纽扣	0	1	2	3	
2. 能上、下床吗?	0	1	2	3	
3. 能端一满杯水送到嘴边吗?	0	1	2	3	
4. 能在室外的平地上行走吗?	0	1	2	3	
5. 能自己洗澡,并擦干身体吗?	0	1	2	3	
6. 能蹲下捡起地上的衣服吗?	0	1	2	3	
7. 能开、关水龙头,或者拧开(药)瓶盖吗?	0	1	2	3	
8. 能上、下小汽车吗?	0	1	2	3	
总分					

注:总分为以上8项得分总和的平均值,总分0~3分。

三、AS疾病活动度评分

1. Bath强直性脊柱炎病情活动指数(BASDAI)

BASDAI评分通过对患者疲乏程度和脊柱痛、关节痛、肌腱端炎、脊柱炎的状况这5个项目的评估来判断病情活动指数。每项均采用视觉模拟量表(VAS),患者进行自我评价。

Bath强直性脊柱炎病情活动指数(BASDAI)问卷

请在下列每个问题的记分尺(0~10)上作一记号[|(竖线)],记录过去一周您身体的状况(提示:请记录一周内出现的平均情况)。

（1）疲乏

您身体的疲乏程度：_____分

完全没有疲乏　　　　　　　　　　　　　　　非常疲乏

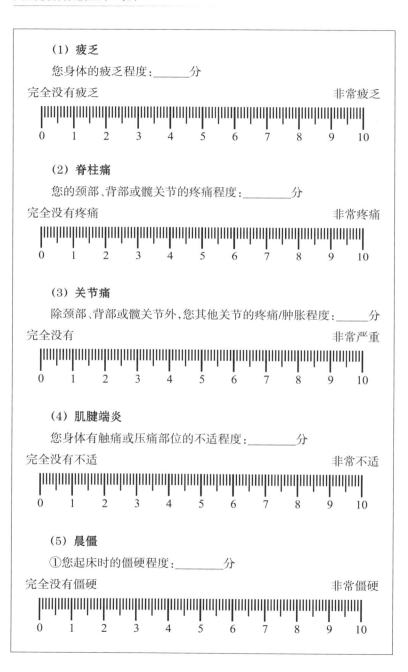

（2）脊柱痛

您的颈部、背部或髋关节的疼痛程度：_____分

完全没有疼痛　　　　　　　　　　　　　　　非常疼痛

（3）关节痛

除颈部、背部或髋关节外，您其他关节的疼痛/肿胀程度：_____分

完全没有　　　　　　　　　　　　　　　　　非常严重

（4）肌腱端炎

您身体有触痛或压痛部位的不适程度：_____分

完全没有不适　　　　　　　　　　　　　　　非常不适

（5）晨僵

①您起床时的僵硬程度：_____分

完全没有僵硬　　　　　　　　　　　　　　　非常僵硬

②从起床开始计算,您的关节僵硬时间:_____分

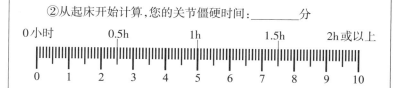

评分方法:

1. 第5项,脊柱炎的评分 = 0.5×(晨僵程度 + 晨僵时间)。

2. BASDAI总分 = 0.2×[第1项 + 第2项 + 第3项 + 第4项 + 第5项均值]。

3. BASDAI总分<4,提示低疾病活动度。

2. 强直性脊柱炎病情活动度评分(ASDAS)

ASDAS评分通过对患者脊柱痛、晨僵持续时间、疲乏和关节痛的状况这4个项目的评估来判断病情活动度。每项均采用视觉模拟量表(VAS),患者进行自我评价。

强直性脊柱炎病情活动度评分(ASDAS)问卷

(1) 脊柱痛

您的颈部、背部或髋关节的疼痛程度:_____分

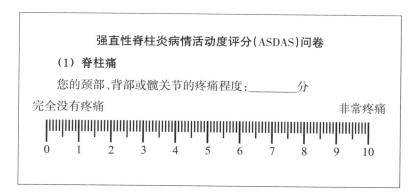

（2）晨僵持续时间

从起床开始计算,您的关节僵硬时间:_____分

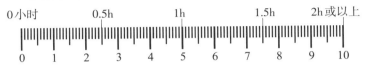

（3）患者总体评估

您身体的不适程度:_____分

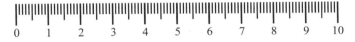

（4）关节痛

除颈部、背部或髋关节外,您其他关节的疼痛/肿胀程度:____分

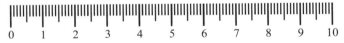

评分方法:

1. ASDAS-CRP总分＝0.121×第1项＋0.058×第2项＋0.110×第3项＋0.073×第4项＋0.579×ln(CRP＋1)。

注:ln(CRP＋1)指CRP(mg/L)＋1的自然对数。

ASDAS-ESR=0.079×第12项＋0.069×第22项＋0.113×第32项＋0.086×第42项＋0.293×$\sqrt{ESR}$

2. ASDAS总分<1.3,提示不活动;ASDAS≥1.3～2.1,提示中度活动;≥2.1～3.5,提示高度活动;≥3.5,提示极高度活动。

与BASDAI相比,ASDAS与外周血中反映炎症程度的生物

学标记物的相关性更强,因此ASDAS可能是脊柱关节炎患者更好的炎症活动度衡量指标。

3. Bath 强直性脊柱炎功能指数(BASFI)

BASFI评分也采用VAS,患者对10个问题根据过去1周情况进行自我评价。

Bath 强直性脊柱炎功能指数(BASFI)问卷

能轻易完成　　　　　　　　　　　　　　　　　　不能完成

```
0   1   2   3   4   5   6   7   8   9   10
```

问题:

1. 无需借助他人帮忙而能穿上袜子或紧身衣。_____分

2. 能自己弯腰从地上捡起钢笔。_____分

3. 无需借助他人帮助而能触及比自己高的地方。_____分

4. 不用手支撑或借助他人帮助而能从无扶手的椅子上站起来。_____分

5. 躺着时,能在无需他人帮助的情况下站起来。_____分

6. 能独立站立10分钟,无不适感。_____分

7. 能在不扶栏杆也不依靠工具的情况下爬12~15级楼梯(每步一级)。_____分

8. 在不转动躯干的情况下即能望向自己的肩部。_____分

9. 能进行体能活动,如物理训练、散步或其他体育运动。

_____分

10. 做家务活或上班,均能完成一整天的活动。_____分

> **评分方法及结果判读：**
>
> 每个问题得0～10分,共10个问题,最高100分。得分越高,表明患者功能越差。

在临床试验中,BASFI可在短期内发生明显的变化,因此BASFI是用来评价药物治疗对患者功能改善程度的敏感指标。

四、SS疾病活动度评估

1. 欧洲抗风湿联盟SS疾病活动指数(ESSDAI)

表3-4-6 ESSDAI评分表

受累部位	疾病活动水平	病变具体情况
全身症状(除外感染所致的发热及减肥导致的体重下降)	不活动 = 0	无以下任何症状
	低活动度 = 1	轻微或间断发热(37.5～38.5℃)或夜间盗汗或体重下降5%～10%
	中活动度 = 2	高热(>38.5℃)或夜间盗汗或体重下降>10%
淋巴结病变(除外感染)	不活动 = 0	无以下任何症状
	低活动度 = 1	全身各部位淋巴结≥1cm或腹股沟区淋巴结≥2cm
	中活动度 = 2	全身各部位淋巴结≥2cm或腹股沟区淋巴结≥3cm和(或)脾脏肿大(临床可触及或影像学发现肿大)
	高活动度 = 3	存在恶性B细胞增殖
腺体病变(除外结石或感染)	不活动 = 0	无腺体肿大
	低活动度 = 1	轻度腺体肿大:腮腺肿大(≤3cm)或局限性颌下腺或泪腺肿大
	中活动度 = 2	重度腺体肿大:腮腺肿大(>3cm)或广泛颌下腺或泪腺肿大

受累部位	疾病活动水平	病变具体情况
关节病变（除外骨关节炎）	不活动 = 0	无活动性关节受累
	低活动度 = 1	手、腕、踝及足关节疼痛伴晨僵（>30min）
	中活动度 = 2	1～5 个关节有滑膜炎（28 个关节中）
	高活动度 = 3	≥6 个关节有滑膜炎（28 个关节中）
皮肤病变	不活动 = 0	目前无活动性皮肤病变
	低活动度 = 1	多形红斑
	中活动度 = 2	局限性皮肤血管炎，包括荨麻疹性血管炎或足及踝部紫癜或亚急性皮肤狼疮
	高活动度 = 3	弥漫性皮肤血管炎，包括荨麻疹性血管炎或弥漫性紫癜或与血管炎相关的溃疡
肺部病变（除外与本病无关的呼吸系统受累因素，如吸烟）	不活动 = 0	目前无活动性肺部病变
	低活动度 = 1	持续咳嗽或支气管病变，但无 X 线异常表现或放射学或 HRCT 诊断的肺间质病变（无呼吸困难，肺功能正常）
	中活动度 = 2	中度活动性肺部病变，如 HRCT 诊断的肺间质病变：活动后气短（NHYA 心功能分级 Ⅱ 级）或肺功能异常（40%≤一氧化碳弥散量（DL-CO）<70% 和（或）60%≤用力肺活量（FVC）<80%）
	高活动度 = 3	高度活动性肺间质病变，如 HRCT 诊断的肺间质病变：休息时气短（NHYA 心功能分级 Ⅲ 、Ⅳ 级）或肺功能异常（DLCO<40% 和（或）FVC<60%）

续表

受累部位	疾病活动水平	病变具体情况
肾脏疾病(除外与本病无关的肾脏受累,如有肾活检结果,则首先按照病理活检确定疾病活动性)	不活动 = 0	目前无活动性肾脏病变:蛋白尿<0.5g/d,无血尿,无白细胞尿,无酸中毒或由于损伤所致的持续稳定的蛋白尿
	低活动度 = 1	轻微肾脏活动性病变,包括肾小管酸中毒不伴肾功能损害[肾小球滤过虑(GFR)≥60ml/min]或肾小球病变(尿蛋白0.5~1g/d,无血尿)或肾功能衰竭(GFR<60ml/min)
	中活动度 = 2	中度肾脏活动性病变,如肾小管酸中毒伴肾功能衰竭(GFR<60ml/min)或肾小球病变(尿蛋白1~1.5g/d,无血尿)或肾功能衰竭(GFR≥60ml/min)或组织学证据(外膜性肾小球肾炎或严重的间质淋巴细胞浸润)
	高活动度 = 3	高度活动性肾脏病变,如肾小球病变:尿蛋白>1.5g/d或血尿或肾功能衰竭(GFR<60ml/min)或组织学证据(增生性肾小球肾炎)或冷球蛋白相关的肾病
肌肉病变(除外糖皮质激素相关性肌无力)	不活动 = 0	目前无活动性肌肉病变
	低活动度 = 1	肌电图或肌肉活检诊断的轻微活动性肌炎:肌力正常,正常值<肌酸激酶≤2倍正常值
	中活动度 = 2	肌电图或肌肉活检证实的中度活动性肌炎:肌无力(肌力≥4级)或肌酸激酶升高(2倍正常值<肌酸激酶≤4倍正常值)
	高活动度 = 3	肌电图或肌肉活检证实的高度活动性肌炎:肌无力(肌力≤3级)或肌酸激酶升高(肌酸激酶>4倍正常值)

续表

受累部位	疾病活动水平	病变具体情况
外周神经病变(除外与本病无关的神经受累)	不活动 = 0	目前无活动性外周神经病变
	低活动度 = 1	活动性外周神经病变,如神经传导检查(NCS)证实的单纯感觉轴索神经病变或三叉神经痛NCS证实的中度活动性外周神经病变,如轴索感觉-运动神经病变伴运动功能4级以上
	中活动度 = 2	单纯感觉神经病变伴冷球蛋白血症型血管炎,或神经节病变所致的轻/中度运动失调,或炎症性脱髓鞘性多发神经病变(CIDP)并轻度功能障碍(运动功能4级或轻度运动失调)或脑神经的外周病变(三叉神经痛除外)
	高活动度 = 3	NCS证实的高度活动性外周神经病变,如轴索感觉-运动神经病变伴运动功能≤3级,或血管炎导致的外周神经病变(复合性单神经炎等),或神经节病变导致的重度共济性运动失调或慢性炎症性脱髓鞘性多发神经病变(CIDP)伴重度功能障碍:运动功能≤3级或重度运动失调
中枢神经病变(除外与本病无关的中枢神经受累)	不活动 = 0	目前无活动性中枢神经系统(CNS)病变
	中活动度 = 2	中度活动性CNS病变,如颅神经的中枢病变,或视神经炎或多发性硬化样综合征出现单纯感觉障碍或知觉障碍
	高活动度 = 3	高度活动性CNS病变,如因脑血管炎出现的脑血管意外,或短暂失血发作,或失神小发作,或横贯性脊髓炎,或淋巴细胞性脑膜炎,或多发性硬化样综合征出现运功功能缺失

续表

受累部位	疾病活动水平	病变具体情况
血液系统病变(排除由维生素缺乏、铁缺乏或使用药物引起的血细胞减少)	不活动 = 0	目前无活动性血液系统病变
	低活动度 = 1	自身免疫性血细胞减少:中性粒细胞减少症(中性粒细胞计数 1～1.5×10⁹/L)或贫血(血红蛋白浓度 100～120g/L)或血小板减少症(血小板计数 100～150×10⁹/L)或淋巴细胞减少症(淋巴细胞计数 0.5～1×10⁹/L)
	中活动度 = 2	自身免疫性血细胞减少(中性粒细胞计数 0.5～1×10⁹/L)或贫血(血红蛋白浓度 80～100g/L)或血小板减少症(血小板计数 50～100×10⁹/L)或淋巴细胞减少症(淋巴细胞计数≤0.5×10⁹/L)
	高活动度 = 3	自身免疫性血细胞减少:中性粒细胞减少症(中性粒细胞计数 <0.5×10⁹/L)或贫血(血红蛋白浓度 <80g/L)或血小板减少症(血小板计数 <50×10⁹/L)
血清学变化	不活动 = 0	无以下任何血清学变化
	低活动度 = 1	血清中出现单克隆成分或低补体血症(C4、C3 或 CH50 低)或高球蛋白血症或 IgG 浓度为 16～20g/L
	高活动度 = 3	冷球蛋白血症或高球蛋白血症,或 IgG 浓度 >20g/L,或近期发生的低球蛋白血症或 IgG 减少(IgG 浓度 <5g/L)

五、幼年特发性关节炎(JIA)疾病活动度评分

评估 JIA 疾病活动度的方法,临床应用较广泛的是幼年关节炎疾病活动度评分(JADSA27)。JADSA27 包括 4 个方面:①医生

对疾病活动度的评价;②父母/患儿对疾病活动度的评价;③活动性关节的个数;④红细胞沉降率(ESR)。

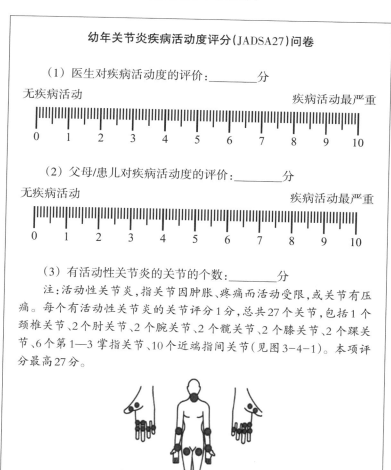

幼年关节炎疾病活动度评分(JADSA27)问卷

(1) 医生对疾病活动度的评价:_____分

无疾病活动　　　　　　　　　　　　　　疾病活动最严重

0　1　2　3　4　5　6　7　8　9　10

(2) 父母/患儿对疾病活动度的评价:_____分

无疾病活动　　　　　　　　　　　　　　疾病活动最严重

0　1　2　3　4　5　6　7　8　9　10

(3) 有活动性关节炎的关节的个数:_____分

注:活动性关节炎,指关节因肿胀、疼痛而活动受限,或关节有压痛。每个有活动性关节炎的关节评分1分,总共27个关节,包括1个颈椎关节、2个肘关节、2个腕关节、2个髋关节、2个膝关节、2个踝关节、6个第1—3掌指关节、10个近端指间关节(见图3-4-1)。本项评分最高27分。

右　　　　　　　　左

图3-4-1　27个关节

（4）红细胞沉降率（ESR）：_____分

注：ESR标准化公式：(ESR-20)/10，将ESR标准化到0～10分。若ESR＜20mm/h，则计为0；若ESR＞120mm/h则计为10。

评分方法：

以上四项评分的总和即为JADAS27评分，总分0～57分。

（杜　燕　王宏智　郑雯洁）

第四章

风湿免疫性疾病各论

第一节　系统性红斑狼疮

1. 系统性红斑狼疮(SLE)是一种自身免疫介导的以免疫性炎症为突出表现的弥漫性结缔组织病。患者血清中出现以抗核抗体(ANA)为代表的多种自身抗体和多系统受累是SLE的两个主要特征。

2. SLE好发于育龄期女性,高发年龄为15～45岁。SLE的基础病理改变为小血管炎。

3. 蝶形红斑是SLE特征性的皮肤病变。SLE还可累及全身多个脏器,如肾、肺、心脏、关节、神经系统、血液系统、消化系统等。

4. SLE实验室检查主要特征为ANA阳性,其中抗dsDNA、抗Sm抗体阳性具有较高特异性。

5. 糖皮质激素为治疗SLE的一线用药,根据患者受累的脏器及严重程度,可选择小、中、大剂量,甚至冲击治疗。免疫抑制剂有助于改善病情及辅助糖皮质激素减量,常用的包括羟氯喹、环磷酰胺、硫唑嘌呤、吗替麦考酚酯、甲氨蝶呤、来氟米特、环孢素、他克莫司等。治疗过程中需要密切监测药物不良反应。

一、病史采集

病史采集应包括起病诱因、时间、主要症状、病情发展及演变的过程、伴随症状、诊疗经过、一般情况、特殊的用药史、相关家族史等。

SLE常累及多系统,因此需要全面、细致地采集病史,询问主要症状之后,建议按照各系统询问患者有无相应脏器受累的表现。例如,一般状况有发热、乏力等表现,肾脏受累时可能出现泡沫尿、血尿、双下肢浮肿、高血压等表现;呼吸系统受累时可能出现胸痛、咳嗽、呼吸困难、咯血等表现;神经系统受累时可出现手足麻木等外周神经病变的表现,或脑血管病变、癫痫等中枢神经系统受累的表现。

二、体格检查要点

关注有无发热、脱发、皮疹、口腔溃疡、关节肿胀或压痛等,另外需要根据相应临床表现对各脏器进行重点查体,重点关注肺部叩诊有无浊音、心脏叩诊心界有无扩大,听诊有无心律失常、肺部啰音、胸膜或心包摩擦音,并进行全面的神经系统检查。部分重症患者可能生命体征不稳定。

三、临床表现

患者常多系统受累,可伴全身症状,如发热、乏力、纳差等。

(1)皮肤、黏膜:包括蝶形红斑、光敏感、口腔溃疡、脱发、手足掌面和甲周红斑、盘状红斑、结节性红斑、脂膜炎、网状青斑和雷诺现象等。

(2)肾脏:世界卫生组织(WHO)将狼疮性肾炎(LN)病理分为以下6型:①Ⅰ型为正常或微小病变。②Ⅱ型为系膜增殖性。③Ⅲ型为局灶增殖性:病变累及<50%的肾小球,可呈局灶性节段性毛细血管内或毛细血管外的肾小球肾炎,同时内皮下有免疫复合物的局部沉积。④Ⅳ型为弥漫增殖性:病变累及>50%的肾小球,可呈弥漫性或者球性的毛细血管内或毛细血管外的肾小球肾炎,同时内皮下有免疫复合物的弥漫沉积。⑤Ⅴ型为膜性:光镜、免疫荧光下或电镜下发现球性或节段性上皮细胞下免疫复合物沉积。⑥Ⅵ型为肾小球硬化性:>90%肾小球表现为球性硬化,且不伴残余的活动性病变。

病理分型对于评估患者的预后和指导治疗具有积极的意义,通常Ⅰ型和Ⅱ型患者预后较好,Ⅵ型预后较差。LN肾脏活检病理免疫荧光呈现多种免疫球蛋白和补体成分沉积,被称为"满堂亮"。

(3)神经系统:症状表现多样,几乎囊括了所有神经系统症状,可分为神经性(包括中枢和周围神经)和精神性两大类,但需除外代谢和药物因素的影响。

(4)血液系统:常出现溶血性贫血和(或)白细胞、血小板减少,需除外药物因素的影响。

(5)肺:可出现狼疮性肺炎、肺动脉高压,少数合并弥漫性出血性肺泡炎,死亡率极高。

(6)心脏:可出现心肌损害、心律失常,部分患者出现Libman-Sacks心内膜炎、冠状动脉受累。

(7)消化系统:可出现恶心、呕吐、腹痛、腹泻或便秘,少数并发急腹症。类型包括胰腺炎、假性肠梗阻、失蛋白肠病、肠系膜血管炎等。

(8)关节和肌肉:常出现对称性多关节疼痛、肿胀,通常不引起骨质破坏;部分可出现肌痛和肌无力。

(9)浆膜腔炎:胸腹腔积液、心包积液等。

四、诊　断

表4-1-1　1997年美国风湿病学会(ACR)修订的系统性红斑狼疮分类标准

项　目	表　现
1. 颊部红斑	固定红斑,扁平或高起,在两颧突出部位,不累及鼻唇沟

续表

项　目	表　现
2. 盘状红斑	片状高起于皮肤的红斑,粘附有角质脱屑和毛囊栓;陈旧病变可发生萎缩性瘢痕
3. 光过敏	对日光有明显的反应,引起皮疹,从病史中得知或医生观察到
4. 口腔溃疡	经医生观察到的口腔或鼻咽部溃疡,一般为无痛性
5. 关节炎	非侵蚀性关节炎,累及2个或更多的外周关节,有压痛,肿胀或积液
6. 浆膜炎	胸膜炎或心包炎
7. 肾脏病变	尿蛋白>0.5g/24h或(＋＋＋),或管型(红细胞、血红蛋白、颗粒或混合管型)
8. 神经病变	癫痫发作或精神病,除外药物或已知的代谢紊乱
9. 血液学异常	溶血性贫血,或白细胞减少,或淋巴细胞减少,或非药物导致的血小板减少
10. 免疫学异常	抗dsDNA抗体阳性,或抗Sm抗体阳性,或抗磷脂抗体阳性(后者包括抗心磷脂抗体或狼疮抗凝物阳性,或至少持续6个月的梅毒血清试验假阳性这三者之一。)
11. 抗核抗体	在任何时候和未用药物诱发药物性狼疮的情况下,抗核抗体滴度异常

确认标准:符合4项或4项以上者,在除外感染、肿瘤和其他结缔组织病后,可诊断SLE

注:该分类标准敏感性95%,特异性85%。

表4-1-2　2009年系统性红斑狼疮国际临床协作组(SLICC)修订的ACR系统性红斑狼疮分类标准

项　目	表　现
临床标准	
1. 皮疹	急性或亚急性皮肤狼疮表现

续表

项　目	表　现
2. 皮疹	慢性皮肤狼疮表现
3. 溃疡	口腔或鼻咽部溃疡
4. 脱发	非瘢痕性秃发
5. 关节炎	非侵蚀性关节炎,累及2个或更多的外周关节肿胀或压痛,伴晨僵
6. 浆膜炎	胸膜炎或心包炎
7. 肾脏病变	尿蛋白>0.5g/24h,或红细胞管型
8. 神经病变	癫痫发作或精神病,脊髓炎,脑炎,多发性单神经炎,外周或颅神经病变
9. 溶血性贫血	
10. 白细胞减少	至少1次白细胞减少($<4\times10^9$/L)或淋巴细胞减少(1×10^9/L)
11. 血小板减少	至少1次血小板减少(100×10^9/L)

免疫学标准

1. 抗核抗体	ANA滴度高于实验室参考标准
2. 抗dsDNA	抗dsDNA滴度高于实验室参考标准(ELISA法需2次高于参考标准)
3. 抗Sm抗体	抗Sm抗体阳性
4. 抗磷脂抗体	狼疮抗凝物阳性/梅毒血清试验假阳性/抗心磷脂抗体是正常水平2倍以上或β_2-GPI中滴度以上升高
5. 补体	C3、C4、CH50减低
6. Coombs试验	无溶血性贫血,但是Coombs试验阳性

确认标准:1. 肾脏病理证实为狼疮性肾炎伴ANA或抗dsDNA阳性;
　　　　　　2. 符合4条以上指标且包含至少1条临床指标及1条免疫学指标

五、鉴别诊断

SLE 患者多系统受累,需要与其他结缔组织病和可引起多系统受累的其他疾病包括感染(特别是结核)以及肿瘤(如淋巴瘤等)进行鉴别。

六、实验室及辅助检查

1. 常规项目

血常规、尿常规、24 小时尿蛋白定量(可用晨尿蛋白/肌酐比值代替)、24 小时内生肌酐清除率、生化系列以评估肾脏、血液系统等脏器受累情况;SLE 活动时往往表现为 ESR 升高而 CRP 不升高。若 CRP 也出现明显升高,需考虑合并感染。

2. 自身抗体系列

(1) 抗核抗体(ANA):是 SLE 的筛选检查,敏感性高达 95%。但 ANA 阳性亦可见于其他结缔组织病,低滴度阳性还可见于正常人,特别是老年人。因此,仅有 ANA 阳性不足以诊断 SLE,需要结合临床表现及其他检查方可确定。

(2) 标志性及特异性抗体:抗 Sm 抗体(与疾病活动性无关)、抗 ds-DNA 抗体(与疾病活动性相关)。

(3) 相对特异性抗体:抗核小体抗体、抗组蛋白抗体、抗核糖体 P 蛋白。

(4) 常出现但低特异性抗体:抗 RNP 抗体、抗 SSA 和抗 SSB 抗体。

(5) 抗磷脂抗体:结合特异的临床表现,可诊断是否合并抗磷脂抗体综合征。

(6) 抗组织细胞抗体:抗红细胞膜抗体(Coombs 试验)、抗血小板相关抗体、抗神经元抗体。

3. 其他免疫相关检查

其他免疫相关检查包括免疫球蛋白、补体和 ANCA 系列。SLE 病情活动时免疫球蛋白升高、补体降低，偶可出现 pANCA 阳性。

4. 其他辅助检查

其他辅助检查包括心电图、腹部及肾脏 B 超、心包及胸腔 B 超、心脏彩超（注意肺动脉压力）和肺部 HRCT 等。腹痛患者需行腹部增强 CT，注意有无肠系膜血管炎表现。有神经、精神症状的患者宜查头颅或脊髓 MRI，必要时腰穿。髋关节痛患者宜查双髋关节 MRI，排查有无无菌性股骨头坏死。

七、评　估

常用的 SLE 疾病活动指数（SLEDAI 积分）详见第三章第四节。

八、治　疗

糖皮质激素和免疫抑制剂是目前治疗 SLE 的主要药物。根据疾病严重程度和活动度评分，决定初始治疗激素的剂量。评估疾病的活动度是治疗的基础，并贯穿于治疗的整个过程。

（1）轻中度活动，如仅有皮肤病变、关节炎、浆膜炎，无重要脏器受累，可应用泼尼松 $0.5mg/(kg \cdot d)$。

（2）重度活动，例如合并肾脏损害、血液系统损害、神经系统损害等，可予泼尼松 $1mg/(kg \cdot d)$。

（3）部分危及生命的重症 SLE，如急进性肾小球肾炎、重症神经精神狼疮、重症血小板减少性紫癜、重症溶血性贫血、弥漫性出血性肺泡炎等，可考虑甲泼尼龙冲击（500～1000mg/d，连续应用 3～5 天），疗程和间隔期长短视具体病情而定。

（4）根据受累的器官和程度决定免疫抑制剂的选择。免疫抑制剂包括环磷酰胺、吗替麦考酚酯、环孢素、他克莫司、硫唑嘌呤、甲氨蝶呤、来氟米特、羟氯喹和雷公藤等。注意免疫抑制剂的选择必须个体化。

（5）其他治疗。辅助治疗，如护胃、补钙；激素应用过程中需注意维持电解质平衡；静脉注射丙种球蛋白（IVIG）；生物制剂（如抗CD20单抗和B淋巴细胞刺激因子拮抗剂）；免疫吸附治疗（重症活动性SLE）、血浆置换等血液净化治疗。

九、妊娠和生育

大多数SLE患者在疾病控制后可以安全地妊娠、生育。一般来说，在无重要脏器损害，病情稳定半年以上的患者，细胞毒免疫抑制剂（环磷酰胺、甲氨蝶呤、吗替麦考酚酯等）停药至少6个月以上（注意来氟米特需停药2年或服用考来烯胺），激素小剂量维持时方可妊娠。非缓解期的SLE患者妊娠，存在流产、早产、死胎和诱发母体SLE病情恶化的风险，因此，疾病活动期患者应避孕，避孕不宜使用避孕药物。SLE患者妊娠后，需要产科和风湿免疫科医生共同随访，并共同确定治疗方案。对于有习惯性流产病史和抗磷脂抗体阳性的孕妇，需根据病情选择口服低剂量阿司匹林（75mg/d）和（或）低分子肝素抗凝，以减少不良妊娠事件。

（张　婷　孙闻嘉）

第二节 类风湿关节炎

1. 类风湿关节炎(RA)是一种慢性、以对称性、侵袭性多关节炎为主要表现的自身免疫性疾病,以小关节受累为主,中、大关节也可累及,可发生于任何年龄的患者,其中30~50岁女性高发。

2. RA关节表现的病理基础为滑膜炎,关节外表现的病理基础为血管炎。未经正规治疗的RA可迁延不愈,患者出现关节软骨和骨破坏及脏器损害,最终导致关节畸形、功能丧失和严重并发症。

3. RA诊断需根据患者临床表现、实验室及影像学检查结果综合判断,其中RF及抗CCP抗体滴度与预后相关。

4. 甲氨蝶呤等传统改善病情抗风湿药(DMARDs)是治疗RA的基础用药。生物制剂治疗RA相对传统药物缓解率更高。早期达标治疗可改善RA患者的长期预后。

5. RA治疗过程中需定期对患者病情进行评估,关注关节外病变,并定期监测药物不良反应。

一、病史采集

(1)起病诱因、病程、时间、缓急。

(2)关节受累的特点,如关节疼痛/肿胀的部位、性质、程度及持续时间,演变伴随症状,有无晨僵及时间;入院前就诊的具体情况,外院诊断、用药及疗效。

(3)有无发热、皮疹、咳嗽、咳痰、胸闷、气急、皮下结节、四肢麻木、口干、眼干、脱发、口腔溃疡、雷诺现象等关节外表现。

（4）有无RA或其他自身免疫性疾病的家族史。

二、体格检查要点

（1）体检：有无贫血貌、皮疹、淋巴结肿大。描述受累关节的范围（数目）、压痛及肿胀程度，有无关节积液，有无关节畸形、脱位，以及关节活动度、肌力（握力）、肌肉萎缩程度等。神经系统查体关注有无周围神经病变。

（2）关节外病变：注意观察有无皮下结节、外周淋巴结肿大、肺部啰音、胸膜及心包摩擦音、周围神经系统异常等。

三、临床表现

1. 关节表现

（1）部位：以小关节受累为主，双手近端指间关节（PIPJ）、掌指关节（MCPJ）、腕关节最多见。

（2）症状：对称性、持续性关节肿胀、疼痛和压痛，伴晨僵，持续时间常大于1h。

（3）关节畸形：腕和肘关节强直；掌指关节半脱位；手指向尺侧偏斜，呈"天鹅颈"样及"纽扣花"样表现；足拇外翻等。

2. 关节外表现

关节外表现包括发热、皮下结节、血管炎、心包炎、肺间质纤维化、虹膜炎、继发性干燥综合征等。

四、诊 断

表4-2-1 1987年ACR类风湿关节炎分类标准

项 目	表 现
1. 晨僵	关节及周围僵硬持续至少1h
2. 多关节炎(≥3个关节)	在14个关节区中,至少有3个关节区(双侧PIPJ、MCPJ、腕、肘、膝、踝、跖趾关节),且同时软组织肿胀或积液,而非单纯骨性增生
3. 手关节炎	PIPJ、MCPJ、腕关节中至少有一个关节肿胀
4. 对称性关节炎	左右两侧关节区同时受累(双侧PIPJ、MCPJ、跖趾关节受累时不一定绝对对称)
5. 类风湿结节	骨突部位、关节伸面或关节周围皮下结节
6. 类风湿因子	阳性(在正常人群中,该检测方法检出RF的阳性率<5%)
7. 放射学改变	手和腕关节X线片显示骨侵蚀或骨质疏松

确认标准:第1~4条病程>6周,7条中满足4条以上者,可诊断为RA

表4-2-2 2009年ACR/EULAR类风湿关节炎分类标准

适用人群:至少有1个关节明显表现为滑膜炎(肿胀),滑膜炎无法用其他疾病解释者。

项 目	细 则	分值
受累关节数(0~5分)	1个中大关节	0
	2~10个大关节	1
	1~3个小关节(有或没有大关节)	2
	4~10个小关节(有或没有大关节)	3
	>10个关节,至少一个为小关节	5

续表

项　目	细　则	分值
血清学抗体检测(0～3分)	RF 与抗 CCP 抗体均阴性	0
	RF 或抗 CCP 抗体至少一项低滴度阳性	2
	RF 或抗 CCP 抗体至少一项高滴度阳性	3
滑膜炎持续时间(0～1分)	＜6周	0
	≥6周	1
急性期反应物(0～1分)	CRP 和 ESR 均正常	0
	CRP 或 ESR 增高	1

确认标准：

1. 上述各项累计得分≥6分者可诊断为 RA；
2. 受累关节数：指有肿胀和压痛的关节的个数，但不包括远端指间关节、第1腕掌关节和第1跖趾关节；
3. 中大关节的定义：指肩、肘、髋、膝、踝关节；
4. 小关节的定义：指第2～5跖趾关节、掌指关节、近端指间关节、第1指间关节和腕关节；
5. 高滴度的定义：指滴度达正常上限3倍或以上

五、鉴别诊断

诊断 RA 时，应注意与骨关节炎、痛风性关节炎、血清阴性脊柱关节病、系统性红斑狼疮、干燥综合征及硬皮病等其他结缔组织病所致的关节炎，以及非风湿性疾病导致的多关节炎，如感染、副肿瘤综合征等进行鉴别。

六、实验室及辅助检查

1. 血常规

RA 患者常表现为慢性病贫血及缺铁性贫血，需注意患者有无消化道慢性失血可能。血小板升高往往与疾病活动度相关。

2. 非特异性免疫学指标

ESR和CRP反映炎症程度,其中CRP是目前评价RA活动性最敏感的实验室指标。

3. 特异性免疫学指标

RA患者血清可测出多种自身抗体。

(1)RF。70%患者有高水平RF,高水平的RF是预后不良的指标之一。RF阳性也可见于慢性感染(如乙肝、结核等)、其他结缔组织病和正常老年人。

(2)抗CCP抗体。其特异性高达90%以上,60%～70%RA患者存在该抗体,是预后不良因素之一。

(3)抗核周因子(APF)抗体、抗角蛋白抗体(AKA)、抗突变型瓜氨酸波形蛋白(MCV)抗体。这三个抗体特异性均高于90%,并与抗CCP抗体密切相关。

4. 影像学检查

(1)关节X线摄片:对RA的诊断、分期、病情演变的监测具有重要意义,初诊患者至少应查双手和双足X线正位片,早期可见关节周围软组织肿胀、关节周围骨质疏松、关节间隙变窄、关节面下囊状破坏,晚期出现间隙消失,关节畸形甚至强直。

(2)关节MRI:可见关节积液、滑膜增厚、骨髓水肿和关节面侵蚀等,其中骨髓水肿对于骨侵蚀发生具有很高的预测价值。

(3)关节超声:典型表现可见关节积液、滑膜增厚、关节面侵蚀和增生滑膜内血流信号、骨皮质缺损和不规则,其中通过观察增生滑膜的血流信号可判断局部滑膜炎症的活动程度,发现亚临床关节炎的存在,并指导用药。

七、评 估

常用的RA病情活动度评分工具包括DAS28、CDAI、SDAI

等,详见第三章第四节相关内容。

八、治 疗

1. 治疗原则

治疗策略为严密控制,达标治疗。达标治疗是改善患者预后的关键。治疗目的包括:缓解疼痛,减轻炎症,保护关节结构,维持关节功能,控制系统受累。

2. 药物治疗

(1)非甾体类抗炎药(NSAIDs):包括美洛昔康、双氯芬酸、塞来昔布、依托考昔、洛索洛芬钠等。NSAIDs药物之间疗效无明显差异,需个体化选择品种、剂量及方案。不同NSAIDs之间副作用可能存在差异。

(2)改变病情抗风湿药(DMARDs):包括甲氨蝶呤(MTX)、来氟米特(LEF)、柳氮磺胺吡啶(SASP)、硫酸羟氯喹(HCQ)、艾拉莫德、沙利度胺等,其中甲氨蝶呤是治疗RA的首选药物,目前各RA指南均将其作为起始DMARDs治疗药物。

(3)生物制剂:如肿瘤坏死因子α(TNF-α)拮抗剂、白介素(IL)-6拮抗剂、CD20单克隆抗体等。生物制剂的选择应注重个体化。当疗效欠佳时,生物制剂之间可相互转换。生物制剂的主要特点是起效快、抑制骨破坏的作用明显、患者总体耐受性好。

(4)糖皮质激素(GCs):小剂量GCs(泼尼松≤7.5mg/d)可作为部分难治性RA初始治疗的一部分,起到DMARDs起效前的"桥梁"作用。激素治疗RA的原则是小剂量、短疗程。此外,某些关节外系统病变也可能需要中到大量激素治疗。使用GCs时,必须同时使用DMARDs,同时补充钙剂及维生素D。

(5)植物药:包括雷公藤、青藤碱、白芍总苷等。

3. 改善生活习惯

控制体重、戒烟、高钙饮食、养成良好的作息习惯、适度运动。欧洲抗风湿联盟(EULAR)明确指出,吸烟和肥胖是影响早期RA疾病缓解的关键因素。

4. 手术治疗

对于晚期关节畸形及功能受限明显的患者,可在病情稳定期考虑行矫形手术。

（张　斌　邬秀娣）

第三节　强直性脊柱炎

1. 强直性脊柱炎(AS)是一种慢性进展性疾病,是血清阴性脊柱关节病(SpA)家庭中的疾病原型,主要侵犯骶髂关节、脊柱骨突及外周关节,并可伴发关节外表现,严重者晚期可发生脊柱畸形和关节强直。

2. 本病与HLA-B27基因密切相关,有明显家族聚集倾向,患者以青壮年男性多见。

3. AS的病理特征为附着点炎,易累及骶髂关节和脊柱。晚期的典型表现为骶髂关节骨性融合和竹节状脊柱。

4. 影像学检查发现骶髂关节炎是诊断AS的主要条件之一。

5. AS的治疗药物包括非甾体类抗炎药、改善病情抗风湿药和生物制剂。

一、病史采集

(1)起病年龄、腰背痛性质、持续时间、加重及缓解因素,是否有晨僵,是否累及胸锁关节和胸肋关节。

(2)外周关节是否累及,累及的部位,累及的部位是否对称,是否存在跟腱受累,以及皮肤、黏膜、眼部、胃肠道受累表现。

(3)有无强直性脊柱炎和脊柱关节病家族史。

二、体格检查要点

(1)体检:患者行走步态,是否有贫血貌、皮疹、皮下结节、趾(指)甲改变、淋巴结有无肿大等表现。神经系统查体关注有无周围神经病变及肌肉萎缩。重点关注关节局部有无红、肿、热、痛，骶髂关节有无压痛，脊柱有无畸形，及脊柱活动度、Schober试验、指-地距、枕-墙距、胸廓活动度、"4"字试验、骨盆挤压试验等。

（2）改良的Schöber试验：患者直立，在背部正中线髂后上嵴水平向上10cm处及向下5cm处分别作标记，令患者保持双膝伸直的状态下尽量向下弯腰，测量上、下两个标记间的距离，距离增加小于5cm为异常。

（3）腰椎活动度：包括腰椎的前屈、后伸、侧弯功能。

（4）枕-墙距：患者背靠墙直立，足跟紧贴墙面，双眼平视，测量患者枕骨与墙壁之间的水平距离。正常人应为0cm。

（5）胸廓活动度：根据患者深吸气和深呼气时胸围之差判断。男性胸围在乳头水平测量，女性在乳房下方测量。测量结果与正常同年龄、同性别人群的数据进行比较，应不小于2.5cm。

（6）"4"字试验：被测试者仰卧平躺，一腿伸直，提起另一侧小腿，将其置于伸直腿的膝上，弯曲下压（即两腿形成一个"4"字），观察是否诱发屈膝侧臀部疼痛，提示骶髂关节病变。

三、临床表现

1. 中轴受累

（1）炎性腰背痛诊断标准（2009年国际脊柱关节炎评价工作组标准）：①活动后症状改善；②夜间痛；③隐匿性起病；④40岁以前发病；⑤休息后症状无改善。如果患者慢性背痛＞3个月，并且符合上面5条中的至少4条，即考虑为炎性腰背痛。

（2）晨僵：是AS患者早期的主要症状，表现为久卧后或者久坐后腰背部僵硬不适，适度活动后即可缓解。晨僵持续时间与患者的病情轻重相关。

（3）前胸壁炎症：AS可累及胸锁关节和胸肋关节，造成前胸壁疼痛和扩胸度的下降，严重者可影响呼吸运动。

2. 外周关节受累

外周关节受累也是AS的常见表现，部分AS患者以外周关节受累为首发症状。主要表现为下肢为主的四肢关节非对称性肿胀、疼痛及活动受限，单、寡关节受累多于多关节受累。

（1）髋关节受累：症状通常出现在AS发病最初的5年内，且单侧受累多见，可发展成双侧，表现为腹股沟、髋部的疼痛及关节活动的受限，负重体位（站立、行走、持重）时加重，夜间症状明显，活动后减轻，严重者可致髋部屈曲挛缩，臀部及大腿肌肉萎缩。髋关节受累可发展为骨质破坏、关节间隙变窄、骨性强直。

（2）膝、踝关节受累：大多数患者膝、踝关节受累为单侧，表现为不同程度的关节肿胀、疼痛、活动受限及关节积液等。

（3）其他外周关节：可以侵犯指、趾、掌指、颞颌关节等，但为数极少，一般无骨侵蚀。

3. 眼部受累

前葡萄膜炎是AS常见眼部损害，表现为眼睛疼痛、充血、畏光、流泪及视物模糊，易反复发作。

4. 其他脏器受累

（1）肠道受累：约60%的AS患者可有亚急性的肠道炎症，以回肠受累多见。肠镜可见黏膜溃疡，需与炎症性肠病鉴别。

（2）心、肺受累：病程长的晚期患者可出现包括心脏瓣膜功能不全（主动脉瓣和二尖瓣反流）、房室传导阻滞、左心功能不全和双上肺尖纤维化等心、肺受累的表现。

四、诊　断

表4-3-1　1984年强直性脊柱炎纽约标准

临床标准

　　1. 下腰痛至少持续3个月,疼痛随活动改善,但休息后不减轻

　　2. 腰椎在前屈、后伸和侧弯时活动受限

　　3. 扩胸度范围小于同年龄、同性别人群的正常值

放射学标准

　　单侧骶髂关节炎3～4级,或双侧骶髂关节炎2～4级

确认标准

　　满足放射学标准,并符合临床标准1～3中的任何1条。

　　可能AS:符合3项临床标准,或符合放射学标准而不具备任何临床标准,除外其他原因所致骶髂关节炎者

五、鉴别诊断

　　应与腰椎间盘突出症、腰肌劳损、弥漫性特发性骨肥厚、致密性骨炎等非炎症性疾病和反应性关节炎、银屑病关节炎、肠病性关节炎等其他脊柱关节病,以及感染性关节炎、白塞病等相鉴别。

六、实验室及辅助检查

1. HLA-B27

　　HLA-B27与AS密切相关,90％的AS患者HLA-B27阳性,但其阴性并不能排除诊断。血常规、肝肾功能等对于疾病的诊断意义不大,但是对于用药的安全性随访很有必要。部分患者可出现轻度正细胞性贫血。CRP和ESR可能会升高,且与疾病活动度有相关性,但其水平正常不能除外疾病活动。

2. 影像学检查

骨盆和脊柱X线检查可初步判断骶髂关节和脊柱的结构性改变,但不能进行早期诊断。骶髂关节MRI能早期发现软组织和骨髓的变化,T1加权相能观察到骨侵蚀和脂肪浸润,短时反转恢复序列(STIR)对检测骨髓水肿非常敏感;AS的脊柱MRI典型表现是椎体前、后角以及椎间盘周围骨髓水肿。超声检查对于外周关节累及和附着点炎很有帮助。

表4-3-2 骶髂关节X线分级

0级:正常骶髂关节
Ⅰ级:骨质疏松,关节间隙增宽,可疑骨质侵蚀和关节面模糊
Ⅱ级:微小关节破坏,关节边缘模糊,略有硬化,可见囊性变
Ⅲ级:关节破坏和重建表现,关节间隙明显变窄,边缘模糊,明确囊性变,关节两侧硬化,密度增高
Ⅳ级:以硬化为主,关节间隙消失,关节融合或强直

七、治 疗

1. 治疗原则

早期诊断,规范治疗。通过综合治疗缓解患者的疼痛和僵硬,减轻炎症,改善预后,必要时可行手术治疗。

2. 患者教育及物理治疗

一方面是对患者及其家属进行疾病知识教育,使患者树立战胜疾病的信心,消除患者的恐惧心理。另一方面指导患者进行物理治疗和适当运动、锻炼,以温水游泳、关节功能锻炼操等有氧运动为首选。

3. 药物治疗

(1)NSAIDs:对改善患者腰背部疼痛,减轻脊柱和外周关节炎症有明显效果。如果足剂量连续服药2周以上无明显效果,可换用另一种NSAIDs药物。

（2）DMARDs：包括柳氮磺吡啶、甲氨蝶呤、沙利度胺等。柳氮磺吡啶适用于外周关节累及的患者，对于中轴关节病变的患者疗效不佳。甲氨蝶呤对AS的外周关节炎有一定疗效，而对中轴关节效果不明显。沙利度胺可作为难治性AS的二线药物，孕妇和哺乳期妇女禁用。需注意此类药物均有不良反应，应定期监测。

（3）糖皮质激素：AS伴发的外周单关节炎，可予关节腔内注射长效GCs。重复注射应间隔3～4周，一般不超过2～3次/年。不主张长期口服治疗。

（4）生物制剂：常用TNF-α拮抗剂、白介素-17拮抗剂、白介素-12/23拮抗剂等。

4. 手术治疗

当AS患者经正规保守治疗后仍出现髋（膝）关节强直、脊柱变形而严重影响生活质量时，可考虑通过手术矫正畸形，缓解疼痛，改善功能。手术方式有滑膜切除术、脊柱矫形术和人工关节置换术等。

（金珍木　孙　莉）

第四节　干燥综合征

1. 干燥综合征(SS)是一种主要侵犯泪腺、唾液腺等外分泌腺的弥漫性结缔组织病。

2. SS主要表现为口干燥症、干燥性角(结)膜炎、腮腺肿大,还可累及其他重要脏器,如肺、肝、肾及血液系统等。多见于女性,男女比例约为1:20,发病高峰年龄在50~70岁。

3. SS的基础病理改变为泪腺和唾液腺的慢性单个核细胞浸润。

4. SS的诊断需要有患者的主观症状、口干燥症及干燥性角(结)膜炎的客观检测结果、抗SSA和(或)抗SSB抗体阳性、唇腺活检病理提示的灶性淋巴细胞浸润。

5. 治疗目标为预防因长期口、眼干燥造成局部损伤及防治全身各系统的损害。

6. 病变仅局限于唾液腺、泪腺等外分泌腺者,预后良好;如有内脏损害,且治疗不及时,患者病情可恶化,甚至危及生命。

一、病史采集

（1）起病缓急,诱因、病程及口、眼干燥表现和程度。

（2）发病方式、病变范围及程度、伴随现象、加重或缓解的因素、接受过的检查、治疗及其疗效。

（3）有无关节受累,如关节疼痛部位、性质、程度及持续时间,有无晨僵及缓解时间。

（4）有无发热、皮疹、咳嗽、咳痰、胸闷、气急、皮下结节、四肢麻木、口腔溃疡、雷诺现象、反复尿路感染、夜尿增多、周期性无力等腺体外表现。

（5）有无SS或其他自身免疫性疾病的家族史。

二、体格检查要点

注意有无龋齿、义齿、腺体受累表现（如泪腺、腮腺肿大）及腺体外表现；有无皮疹、结膜充血、关节受累及神经系统受累体征等。

三、临床表现

1. 局部表现

（1）口干燥症：口干、猖獗性龋齿、成人腮腺炎、舌痛、舌面干裂、舌乳头萎缩而光滑、口腔黏膜出现溃疡或继发感染。

（2）干燥性角（结）膜炎：眼干涩、眼异物感、泪少、眼睑缘反复化脓性感染、结膜炎、角膜炎。

（3）系统表现：约2/3患者可出现系统损害。①皮肤：过敏性紫癜样皮疹、结节红斑、雷诺现象等。②骨骼、肌肉：非侵蚀性关节炎及关节痛、肌炎。③肾脏：远端肾小管酸中毒，低钾肌肉麻痹。④肺：肺间质病变；肺动脉高压，表现为反复干咳、胸闷、气促。⑤消化系统：肝脏损害，可合并自身免疫性肝炎或原发性胆汁性肝硬化。⑥神经系统：中枢或周围神经均可受累。⑦血液系统：白细胞或血小板数量减少。本病患者淋巴肿瘤发生率较正常人明显升高。

四、诊　断

表4-4-1　2002年干燥综合征国际分类标准

Ⅰ.口腔症状:3项中有1项或1项以上

　1. 每日感口干,持续3个月以上

　2. 成年后腮腺反复或持续肿大

　3. 吞咽干的食物时需饮水送服

Ⅱ.眼部症状:3项中有1项或1项以上

　1. 每日感到不能忍受的眼干,持续3个月以上

　2. 有反复的砂子进眼或砂子磨眼的感觉

　3. 每日需用人工泪液3次或3次以上

Ⅲ.眼部体征:下述检查任1项或1项以上阳性

　1. Schirmer试验(+)(≤5mm/5min)

　2. 角膜染色(+)(≥4,van Bijsterveld计分法)

Ⅳ.组织学检查:下唇腺病理检查示淋巴细胞灶≥1。(4mm²组织内至少有50个淋巴细胞聚集于唇腺间质者为一灶)

Ⅴ.唾液腺受损:下述检查任1项或1项以上阳性

　1. 唾液流率(+)(≤1.5ml/15min)

　2. 腮腺造影(+)

　3. 唾液腺同位素检查(+)

Ⅵ.自身抗体:抗SSA或抗SSB(+)(双扩散法),或两者都有

确认标准:

1. 原发性干燥综合征:无任何潜在疾病的情况下,有下述2条则可诊断。
　a. 符合上述Ⅰ～Ⅵ中4条或4条以上,且必须含有条目Ⅳ(组织学检查)和/或条目Ⅵ(自身抗体)
　b. 条目Ⅲ、Ⅳ、Ⅴ、Ⅵ4条中任3条阳性

2. 继发性干燥综合征:患者有潜在的疾病(如任一结缔组织病),而符合上述Ⅰ和Ⅱ中任1条,同时符合条目Ⅲ、Ⅳ、Ⅴ中任2条。

3. 诊断1或2者必须除外:颈/头面部放疗史、丙肝病毒感染、艾滋病、淋巴瘤、结节病、移植物抗宿主病、抗乙酰胆碱药的应用(如阿托品、莨菪碱、溴丙胺太林、颠茄等)。

表4-4-2　2016年原发性干燥综合征 ACR/EULAR 分类标准

项　目	得分
1. 唇腺、唾液腺灶性淋巴细胞性涎腺炎,灶性指数≥1个/4mm²	3
2. 抗 Ro/SSA 抗体阳性	3
3. 至少一只眼睛的眼表染色(OSS)≥5(或 van Bijsterveld 评分得分≥4)	1
4. 至少一只眼睛 Schirmer 试验≤5 mm/5 min	1
5. 非刺激性全唾液(UWS)流率≤0.1 ml/min (注:常规服用抗胆碱能药物的患者,评估唾液腺功能障碍和眼干的客观体征前,需停药时间足够长。)	1

pSS确诊标准:
上述项目得分≥4,可诊断为 pSS

pSS疑诊标准:
1. 眼干或口干的症状(≥1项):①白天持续的、令人烦恼的眼干症状 ≥ 3个月;②眼睛反复出现沙砾感;③人工泪液使用次数>3次/天;④口干≥3个月;⑤吞咽干的食物时需要频繁饮水辅助
2. ESSDAI问卷中至少一个系统阳性的可疑诊为 pSS。

pSS排除标准:
已诊断患者有以下疾病:头颈部放射治疗史、活动性丙型肝炎(PCR检查)、艾滋病、结节病、淀粉样变、移植物抗宿主病、IgG4相关疾病。

五、鉴别诊断

（1）眼干症状：与结节病、慢性丙型肝炎感染、慢性移植物抗宿主病、睑板腺缺乏、瘢痕性类天疱疮及维生素A缺乏等相鉴别。

（2）口干症状：与糖尿病、淀粉样变性、血色素沉着、慢性移植物抗宿主病、慢性丙型肝炎及颌面部放疗史、更年期综合征、焦虑等相鉴别。

（3）腮腺增大：与结节病、IgG4相关疾病、糖尿病、酗酒、HIV淋巴上皮病变、良/恶性肿瘤及微结石管梗阻等相鉴别。

六、辅助检查

1. 实验室检查

（1）血常规和血沉：可有红细胞、白细胞和血小板减少，90%患者的血沉增快。

（2）尿常规：若血液存在酸中毒而尿pH仍大于5.5，则需要考虑肾小管酸中毒。

（3）免疫球蛋白和补体：高球蛋白血症为本病特征之一，常为多株峰型球蛋白增高，以IgG型为主。若出现单克隆高γ球蛋白血症，则需警惕发生恶性淋巴瘤的可能。仅5～10%原发性干燥综合征患者血清补体水平降低。

（4）抗核抗体：约85%患者出现抗核抗体阳性。抗Ro/SSA抗体（约1/2）和抗LA/SSB抗体（约1/3）阳性率最高，也可出现抗着丝点抗体阳性（约5%）。

（5）类风湿因子（RF）：约50%患者RF阳性，且以IgM型RF为主。

2. 胸部CT

肺间质病变、支气管扩张、多发肺大疱常见。

3. 心脏超声

肺动脉高压不少见。

4. 唾液腺检查

（1）唾液流量测定：测定口干燥症的敏感指标。

（2）腮腺造影：可分为肿大型、感染型、占位型和向心性萎缩型。SS患者可见末梢导管扩张、分支导管、主导管毛糙或串珠样改变。

（3）唾液腺超声：可显示腺体实质回声结构的特征性异常。

（4）腮腺闪烁扫描和放射性核素测定。

（5）唇腺活检：浸润淋巴细胞呈灶性分布，淋巴细胞数目在50以上为一个病灶，若在平均$4mm^2$内见到1个以上病灶为阳性。

（6）唾液蛋白检查：血清和唾液中β_2微球蛋白水平增高。

5. 泪腺检查

（1）Schirmer试验（滤纸试验）：＜5mm/5min为阳性。

（2）角膜染色试验：染色点≥10个者表示有损坏的角膜和结膜细胞。

（3）泪膜破碎时间测定（BUT试验）：短于10秒者为阳性。

（4）结膜活检：出现灶性淋巴细胞浸润者为异常。

七、治　疗

1. 治疗目标

缓解症状，改善预后。在进行治疗前需对病变范围、活动程度以及严重程度进行评估。

2. 局部治疗

（1）眼干的治疗：人工泪液、泪点封闭、增加空气湿度。

（2）口干的治疗：补充水分、给予人工唾液或刺激唾液腺分泌。

（3）皮肤、阴道干燥：使用皮肤润滑剂或保湿剂、阴道润滑剂。

（4）呼吸道管理：注意口腔及鼻腔卫生，积极治疗鼻窦炎。

3. 全身治疗

应根据疾病活动度和脏器受累情况进行治疗。如有关节肌肉疼痛，可以使用NSAIDs治疗；出现滑膜炎者，可加用羟氯喹、甲氨蝶呤等；对于难治性关节炎可以考虑使用甲氨蝶呤或来氟米特。若出现重要脏器受累，需选择不同剂量的GCs和免疫抑制剂（如吗替麦考酚酯、硫唑嘌呤、环磷酰胺等）治疗。

4. 重要脏器受累及合并症的治疗

（1）肾小管酸中毒：病情活动期需GCs和免疫抑制剂治疗，同时服用枸橼酸钾合剂补钾。

（2）严重血小板减少：常需足量甚至大剂量激素冲击治疗，可联合IVIG、免疫抑制剂治疗，部分顽固难治者可考虑抗CD20单抗治疗。

（3）视神经脊髓炎：是原发性干燥综合征患者神经系统受累的重要表现之一，建议激素、IVIG及营养神经等治疗，目前也有抗CD20单抗治疗成功的报告。

（4）间质性肺炎：根据病理类型选择不同治疗方案，如非特异性间质性肺炎常需选用激素治疗，而淋巴细胞性间质性肺炎是否应用激素及免疫抑制剂则存在争议。

（5）肝脏损害：原发性胆汁性肝硬化、自身免疫性肝炎，给予相应治疗。

（6）恶性肿瘤：淋巴瘤一经确诊，需专科治疗。

（陈　勇　孙　莉）

第五节　骨关节炎

1. 骨关节炎(OA)是一种以关节软骨侵蚀、边缘骨增生、硬化为主,并累及整个关节组织,引起关节疼痛、畸形、功能受限等症状的常见关节退行性疾病,好发于中老年人。

2. OA病变常累及远端指间关节、第一掌指关节、膝关节、髋关节和椎间小关节,较少累及腕关节、肘关节、掌指关节和肩关节。

3. OA诊断一般依据临床表现和X线检查,并排除其他炎性关节病。

4. OA按是否存在明确病因,分为原发性和继发性OA;按累及关节,又可分为全身性OA、手OA、膝OA、髋OA等。按是否伴有临床症状,分为症状性OA和无症状性OA(放射学OA)。

5. OA的治疗包括非药物治疗、药物治疗和手术治疗,目前认为减轻体重和NSAIDs疗效确切。

一、病史采集

（1）起病年龄、诱因、病程、时间、缓急。

（2）了解关节受累的特点,如疼痛/肿胀的部位、性质、程度及持续时间,引起关节痛的活动,演变伴随症状,有无晨僵及时间;入院前就诊的具体情况,外院诊断、用药及疗效。

（3）有无吸烟史,有无过度运动史,有无创伤史,有无长期反复使用某些关节的职业史,有无关节炎的家族史。

二、体格检查要点

关注BMI。描述受累关节的范围(数目)、压痛及肿胀程度,局部皮温有无升高,有无关节骨擦音、关节积液、关节畸形、脱位,并检查关节活动度及肌力(握力)。神经系统查体关注有无神经根压迫症状。

三、临床表现

1. 关节表现

(1)部位:以负重或劳损关节受累为主,易于侵犯远端指间关节、第一掌指关节、膝关节、髋关节和椎间小关节。

(2)症状:关节疼痛、酸胀、不适,多发生于活动后,休息后可以缓解。可伴晨僵,持续时间不超过半小时。

不同部位的骨关节炎的特点如下。①手:远端指间关节受累最为常见,表现为关节伸侧面的两侧骨性膨大,称赫伯登(Heberden)结节。而近端指间关节伸侧出现者,则称为布夏尔(Bouchard)结节。②膝:膝关节受累在临床上最为常见,爬楼梯或爬山可诱发或加重,一般活动后加重,休息后缓解。③髋:髋关节受累多表现为局部间断性钝痛,随病情发展可成持续性疼痛,多伴有活动受限。④脊柱:颈椎及第3~5腰椎受累较常见,表现为僵硬、疼痛,神经根受压可出现相应症状。⑤足:跖趾关节常有受累,严重时可出现拇外翻等畸形。

2. 特殊类型的骨关节炎

(1)原发性全身性骨关节炎:以远端指间关节、近端指间关节和第一腕掌关节为好发部位。膝、髋、跖趾关节和脊柱也可受累。需注意与类风湿关节炎相鉴别。

（2）侵蚀性炎症性骨关节炎：X线可见明显的骨赘生成和软骨下骨硬化，晚期可见明显的骨侵蚀和关节骨性强直。亦需要与类风湿关节炎相鉴别。

（3）弥漫性特发性骨质肥厚(DISH)：好发于中老年男性，可有脊柱广泛骨质增生，X线可见连续4个或4个椎体以上的特征性椎体前纵及后纵韧带的钙化，需注意与强直性脊柱炎相鉴别。

四、诊　断

1995年ACR骨关节炎分类标准包括手、膝、髋骨关节炎分类标准，见表4-5-1～4-5-3。

表4-5-1　手骨关节炎分类标准

临床标准

1. 近1个月大多数时间有手痛、手发酸、发僵
2. 10个指间关节中，骨性膨大关节≥2个
3. 掌指关节肿胀≤3个
4. 远端指间关节骨性膨大≥2个
5. 10个指间关节中，畸形关节≥2个（10个指间关节指双侧第二、三远端及近端指间关节，和双侧第一腕掌关节。）

确认标准：满足1＋2＋3＋4条或1＋2＋3＋5条者，可诊断为手骨关节炎

注：该诊断标准敏感性92%，特异性98%。

表4-5-2　膝骨关节炎分类标准

临床标准

1. 近1个月大多数时间有膝痛
2. 有骨摩擦音（关节活动时）
3. 晨僵≤30min
4. 年龄≥38岁
5. 有骨性膨大（膝关节）

续表

确认标准:满足1+2+3+4条,或1+2+5条,或1+4+5条者,可诊断为膝骨关节炎

临床+放射学标准

1. 近1个月大多数时间有膝痛

2. X线片示骨赘形成

3. 关节液检查符合骨关节炎

4. 年龄≥40岁

5. 晨僵≤30min

6. 有骨摩擦音(关节活动时)

确认标准:满足1+2条或1+3+5+6条,或1+4+5+6条者,可诊断为膝骨关节炎

注:该诊断标准敏感性91%,特异性86%。

表4-5-3 髋骨关节炎分类标准

临床+放射学标准

1. 近1个月大多数时间髋痛

2. 血沉≤20mm/h

3. X线片示股骨和(或)髋臼有骨赘形成

4. X线片髋关节间隙狭窄

确认标准:满足1+2+3条,或1+2+4条,或1+3+4条者,可诊断为髋骨关节炎

注:该诊断标准敏感性91%,特异性89%。

五、鉴别诊断

注意与类风湿关节炎、血清阴性脊柱关节病、痛风和假性痛风等鉴别。

六、实验室检查和影像学检查

（1）无特异性指标，实验室检查的目的在于排除代谢性骨关节疾病或炎性关节炎，也可用于监测药物不良反应。ESR和CRP大多正常或轻度升高。血常规、免疫复合物及血清补体等指标一般在正常范围。RF、抗CCP抗体及ANA阴性。

（2）关节液检查一般为非炎症性表现，白细胞计数<2000/μl，镜检无晶体，细菌培养阴性。

（3）关节X线平片：是评价骨关节炎结构改变和诊断的"金标准"。X线片可出现非对称性关节间隙变窄、软骨下骨硬化和囊性变、关节边缘的骨质增生和骨赘形成、关节内游离体、关节变形及半脱位。

（4）超声：能清晰显示骨赘、关节积液、囊肿、滑膜炎和滑膜增生以及软骨厚度，方便随访、复查及对比，还可用于超声引导下关节穿刺抽液和相关治疗。

（5）关节MRI：能显示早期软骨病变及半月板、韧带等关节结构的异常，有利于早期诊断和鉴别诊断。

七、治 疗

1. 非药物治疗

包括热疗、水疗、经皮神经电刺激疗法、针灸、按摩和推拿、牵引等，均有助于减轻疼痛和缓解关节僵直；减少负重活动，肥胖者建议减肥。适当的锻炼，包括游泳、瑜伽及在专业人员指导下的跑步、行走等。

2. 药物治疗

（1）控制症状：NSAIDs是最常用的一类骨关节炎治疗药物，其作用在于减轻疼痛及肿胀，改善关节的活动。轻症者可使用一般的镇痛药，如对乙酰氨基酚。合并滑膜炎的患者，可予激素关节腔内注射，但在同一关节内，注射间隔时间不应短于3个月。局部外用NSAIDs制剂或辣椒碱乳剂也有一定疗效。

（2）改善病情药物：目前没有公认的可延缓疾病进展的药物，临床上可酌情使用氨基葡萄糖、硫酸软骨素、双醋瑞因、关节腔内注射玻璃酸钠等。

3. 外科治疗

对于经内科治疗无明显疗效，病变严重及关节功能明显障碍的患者，可以考虑行外科治疗，较成熟的手术为膝、髋关节置换术。

外科手术指征如下。

（1）膝关节置换术指征：患者站立位X线片上膝关节间隙明显狭窄和（或）伴有膝关节内外翻畸形，其症状已明显影响患者关节活动和日常生活，经保守治疗不能缓解。

（2）髋关节置换术指征：当患者无痛行走距离小于500m，保守治疗效果不佳，影响工作和生活时，可考虑手术治疗。

（吕洪华　邬秀娣）

第六节 成人斯蒂尔病

1. 成人斯蒂尔病(adult onset Still's disease, AOSD)常以高热、一过性多形性皮疹、关节炎或关节痛、咽痛为临床表现,并伴有外周血白细胞计数及中性粒细胞比例增高,肝、脾、淋巴结肿大。

2. 单核-巨噬细胞系统活化是 AOSD 发病机制的中心环节。实验室检查可见血清铁蛋白、CRP、ESR 常明显升高,类风湿因子、ANA、血培养阴性。

3. 轻症者单用 NSAIDs 可控制,但多数需要 GCs[0.5~2mg/(kg·d)]治疗。重症或激素依赖者,应加用免疫抑制剂,难治性患者可使用生物制剂。

4. 多数患者预后良好,少数患者可转为慢性关节炎。高水平铁蛋白、间质性肺病、激素 1mg/(kg·d)治疗不能控制者,提示预后不良。

5. 本病诊断属临床排他性诊断,故诊断时以及后期治疗、随访过程中均需注意与感染、肿瘤相鉴别。

一、病史采集

(1)起病有无诱因以及前驱症状、病程、时间、缓急。

(2)发热特点,如最高体温、有无畏寒或寒战、发热间期体温是否正常、发热持续时间、发热缓解因素、感染定位体征等。

(3)皮疹特点,如皮疹部位、皮疹形态和颜色、皮疹与发热是否同时出现、机械刺激能否诱发皮疹、有无瘙痒等。

（4）关节疼痛/肿胀的部位、性质、程度及持续时间、伴随症状、有无晨僵及时间、有无关节畸形。

（5）入院前就诊的具体情况,外院诊断及用药、疗效。

（6）有无其他自身免疫性疾病的家族史。

二、体格检查要点

重点检查咽部、皮疹、肿大淋巴结,注意有无胸膜摩擦音、肺部啰音,并关注心率、心脏杂音、心包摩擦音、肝脾肿大、关节体征等。

三、临床表现

（1）发热:是本病最常见的症状,几乎见于所有患者,80%的患者呈典型的弛张热。

（2）皮疹:85%的患者在病程中出现一过性皮疹。①橘红色斑疹或斑丘疹,皮疹形态多变,有的可呈荨麻疹样皮疹,常与发热伴行,热起疹出,热退疹退。同一患者不同部位皮疹形态不一。②部分患者有 koebner 现象,即遇机械刺激或热水浴,受刺激部位皮肤呈弥漫红斑并可伴有轻度瘙痒。

（3）关节及肌肉:87%～98%患者有关节疼痛和/或肿胀,多数患者发热时出现不同程度的肌肉酸痛。

（4）咽痛:疾病早期或整个病程均可出现,与发热伴行。咽部充血、咽后壁淋巴滤泡增生。

（5）其他:如周围淋巴结肿大、肝脾大、肝功能异常、腹痛（少数似急腹症）、胸膜炎、心包积液、心肌炎、肺炎等。

四、诊　断

表 4-6-1　美国 Cush 标准

必备条件	①发热≥39℃;②关节痛或关节炎;③类风湿因子<1:80;④抗核抗体<1:100
次要条件	①血白细胞≥15×10⁹/L;②皮疹;③胸膜炎或心包炎;④肝大、脾大或淋巴结肿大

确认标准:具备必备条件＋次要条件中的任何两项,可诊断 AOSD

表 4-6-2　日本 Yamaguch 标准

主要条件	①发热≥39℃,持续1周以上;②关节痛持续2周以上;③典型皮疹;④血白细胞≥15×10⁹/L
次要条件	①咽痛;②淋巴结和/或脾肿大;③肝功能异常;④类风湿因子和抗核抗体阴性

确认标准:
1. 需排除:感染性疾病、恶性肿瘤、其他风湿免疫性疾病;
2. 符合 5 项或更多条件(至少含两项主要条件),可诊断 AOSD

五、鉴别诊断

AOSD 的诊断为排除性诊断,应特别注意与各种感染及肿瘤性疾病相鉴别。

六、实验室及辅助检查

（1）血常规:疾病活动期,90%以上的患者外周血白细胞显著增高,以中性粒细胞增高为主。多数患者可出现持续性进行性贫血,多为正细胞正色素性贫血,血小板计数可升高。若出现三系进行性下降,需警惕巨噬细胞活化综合征。

(2)肝功能:常见肝功能异常。

(3)血清铁蛋白及糖化铁蛋白:血清铁蛋白显著升高和糖化铁蛋白下降对AOSD的诊断有重要意义。

(4)骨髓检查:骨髓粒细胞增生活跃、核左移,可见中毒颗粒,常被报告为"感染性骨髓象",注意有无嗜血现象;骨髓培养阴性。

(5)其他:多数患者RF和ANA阴性,少数RF阳性者提示有发展为类风湿关节炎的可能;血培养阴性;ESR及CRP明显升高。

七、治 疗

1. 治疗原则

控制症状,防治重要脏器损害,减缓疾病进展。

2. 药物治疗

(1)NSAIDs:对部分患者能取得良好疗效,如控制发热、减轻全身症状和关节炎症,但不能完全控制多数患者的高热和皮疹。NSAIDs的副作用包括胃肠道出血溃疡和肝脏损害等。

(2)GCs:是治疗本病的主要药物,如NSAIDs疗效不佳或出现严重并发症、肝功能异常、大量心包积液、心肌炎或其他脏器损害等,应早期足量应用GCs,开始剂量为0.5～2.0mg/(kg·d),必要时可激素冲击治疗。

(3)DMARDs:首选甲氨蝶呤,剂量7.5～20mg/w。其他如环孢素、来氟米特、硫酸羟氯喹、硫唑嘌呤等。

(4)生物制剂:可选择IL-6拮抗剂、TNF-α拮抗剂等。

(王文龙　邬秀娣)

第七节　炎性肌病（多发性肌炎/皮肌炎）

1. 炎性肌病是一组以骨骼肌受累为特征的异质性疾病，常累及其他器官。炎性肌病以多发性肌炎（polymyositis，PM）和皮肌炎（dermatomyositis，DM）最常见，前者无皮损。

2. 炎性肌病临床表现以对称性四肢近端肌无力和（或）肌痛为特点。典型皮肤表现有向阳疹、Gottron 征、颈前 V 字征、背部披肩征、技工手、甲周红斑。呼吸系统受累常见，主要表现为间质性肺病，也可出现因咽部肌群受累导致误吸及因呼吸肌功能障碍导致呼吸衰竭。

3. 患者多伴有血清肌酸激酶升高；肌电图有肌源性损害；MRI 可见肌肉炎症水肿；可出现特异性抗体，不同抗体对应不同的临床亚型。

4. 组织病理学为不同程度的肌肉炎症、肌纤维变性和再生。

5. 糖皮质激素及免疫抑制剂是常用的治疗药物。

一、病史采集

（1）起病诱因、病程、时间、缓急等。

（2）肌肉受累特点。如肌无力/肌痛的的部位、性质、程度及持续时间、演变过程；是否有梳头困难，坐位后站起、下蹲后站立及上下楼梯困难；是否伴抬头困难、声音嘶哑、构音障碍、饮水呛咳、吞咽困难及呼吸困难等。

（3）皮损特点。皮损出现部位、颜色，是否水肿、脱屑，是否伴瘙痒。

（4）伴随症状。有无发热、咳嗽、咳痰、胸闷、气急、心慌、皮下结节、口干、眼干、关节肿痛、雷诺现象等。

（5）是否有肿瘤相关病史。近期是否有体重减轻、低热、受累脏器症状。

（6）有无其他自身免疫性疾病、甲状腺功能异常等疾病的既往史及家族史，近期药物使用情况。

（7）入院前诊疗经过，外院具体诊断、用药以及疗效。

二、体格检查要点

有无贫血貌、淋巴结肿大；注意皮疹（除典型皮疹外，需要仔细检查甲周、手及肘部关节伸面、发际周围等）。检查近远端肌力情况，需注意检查颈前屈肌及吞咽肌，以及肌肉萎缩范围及程度，并关注心、肺受累表现。

三、临床表现

（1）肌肉：本病主要累及骨骼肌，以对称性四肢近端肌无力和（或）肌痛为临床特点。任何部位肌肉都可受累，如累及膈肌和肋间肌，可发生呼吸困难、急性呼吸功能不全；累及喉部肌肉可引起发音困难等。

（2）皮肤：DM 除有肌肉症状外还可有下列特征性皮肤损害：①眶周水肿伴暗紫红皮疹。②Gottron 征：关节伸面有鳞屑的红斑，皮肤萎缩，色素减退。③暴露部位皮疹：颈、上胸部 V 形区（V 字征）、前额、颊部、耳前、颈三角区、肩部和背部（披肩征）弥漫性红疹。④甲周病变：甲周红斑、手指溃疡、甲缘梗死灶、甲皱及甲床不规则增厚等。⑤技工手：双手外侧掌面皮肤出现过度角化、裂纹，粗糙脱屑。⑥其他血管炎性皮疹：雷诺现象、网状青斑、多形性红斑、皮肤血管炎等。⑦皮下钙质沉着:儿童多见,而普遍性钙质沉着多见于未经治疗或治疗不充分的患者。

（3）肺:呼吸困难和咳嗽,多由呼吸肌无力或肺组织炎症（间质性肺病）引起。呼吸肌无力导致限制性肺部疾病,咽部肌肉受累易导致吸入性肺炎。肺部病变程度不等,部分表现为迅速进展的弥漫性肺间质病变,可于数月内发展为呼吸衰竭。

（4）心脏:临床上严重的心脏受累较罕见,可出现心律失常、充血性心力衰竭,亦可出现心包炎等,心电图以ST段及T波异常最常见。

（5）消化道:吞咽困难在炎性肌病中多见,尤其是包涵体肌炎肌无力加重会导致营养障碍和吸入性肺炎。

（6）关节:DM和PM均可出现关节痛和关节炎,其中手足小关节对称性关节炎最常见,多为非侵蚀性关节炎。

（7）恶性肿瘤相关性:炎性肌病初发年龄大于50岁者,较常合并恶性肿瘤,其中DM发生肿瘤者多于PM。

（8）抗合成酶抗体综合征（抗Jo-1抗体综合征）:是一组以抗合成酶抗体阳性、肌炎、间质性肺病、小关节非侵蚀性对称性多关节炎、雷诺现象、技工手等临床表现为特征的综合征,患者起病及病情活动期间常伴发热。

（9）无肌病性皮肌炎:有典型DM皮损,而无肌酸激酶升高及肌电图肌源性损害的表现,皮肤活检结果符合DM。易合并迅速进展的间质性肺炎,预后差。

四、诊 断

表4-7-1 1975年炎性肌病Bohan& Peter分类标准

1. 肌无力	对称性近端肌无力,伴或不伴吞咽困难和呼吸肌无力
2. 肌酶增高	血清肌酶升高,特别是肌酸激酶
3. 肌电图异常	符合肌源性损害
4. 肌活检异常	排除遗传性、代谢性肌病,符合肌炎表现
5. 典型皮疹	向阳疹和(或)Gottron疹;颈前 V 型疹和/或背部披肩疹;技工手

确认标准:
1. 具备1+2+3+4者,可确诊PM;具备1~4项中的3项者,为可能PM,只具备2项者,为疑诊PM;
2. 具备第5项,再加3项或4项,可确诊DM;再加2项者,为可能DM;再加1项或无皮疹但肌活检为典型皮肌炎病理改变者,为可疑DM

五、鉴别诊断

应注意与其他肌肉受累的风湿免疫性疾病(风湿性多肌痛、血管炎、纤维肌痛综合征等)、神经源性肌病(重症肌无力、运动神经元病、脊髓性肌萎缩等)、感染性肌病(病毒、细菌、寄生虫等)、内分泌性肌病(如甲状腺功能亢进及减低性肌病、库欣综合征、血钙异常等)、代谢性肌病(酸性麦芽糖酶缺乏、麦卡德尔病、线粒体肌病等)、药物性肌病(他汀肌病、皮质类固醇肌病、齐多夫定肌病等)等相鉴别。

六、实验室及辅助检查

(1) 血常规和ESR:血常规常无特异性表现;ESR 可见增快。

(2) 肌酸激酶:80%~90%的患者在发病早期可见血清肌酸

激酶活性增高,肌酸激酶水平可部分反映疾病活动度。部分DM患者可见肌酸激酶正常或仅轻度升高。

（3）自身抗体:抗Jo-1等抗转移核糖核酸(tRNA)合成酶抗体阳性常见于抗合成酶抗体综合征患者。抗Mi-2抗体阳性患者多以皮疹为表现,预后较好;抗MDA5抗体被认为是无肌病性皮肌炎的特异性抗体,且与肺部受累相关。抗信号识别颗粒(SRP)抗体阳性与急性发病、病情严重、对药物抵抗、心脏受累和高死亡率相关,该抗体阳性者预后差。抗SRP抗体阳性率<5%。

（4）肌肉活检:PM的病理表现为肌纤维大小不一、变性、坏死、再生及炎症细胞浸润;DM病理表现为炎症分布在血管周围或在束间隔及其周围,而不在肌束内,束周萎缩是DM的特征性表现。

（5）其他:MRI可见肌肉水肿,T2加权相呈高信号;肌电图显示受累肌肉的肌源性损害。

七、治　疗

（1）GCs:为首选药物,起始剂量泼尼松1~2mg/(kg·d),持续4~12周。待病情控制后缓慢减量,以最低有效剂量长期维持,维持治疗不应少于2年。

（2）免疫抑制剂:常用免疫抑制剂为甲氨蝶呤、硫唑嘌呤;如合并间质性肺病,常选用环磷酰胺或吗替麦考酚酯、他克莫司、环孢素等。

（3）其他:常规治疗不理想时,大剂量IVIG有助于改善病情和恢复肌力,但疗效短暂,需重复使用。

（4）非药物治疗:功能锻炼目前已被推荐为与免疫抑制剂联合的治疗方案。

（周　丽　　孙闻嘉）

第八节 痛 风

1. 痛风（gout）是由单钠尿酸盐（MSU）沉积所致的代谢性和炎症性关节病，与嘌呤代谢紊乱和（或）尿酸排泄减少所致的高尿酸血症相关。

2. 痛风多见于中老年男性和少数绝经后女性，有家族聚集倾向。

3. 高尿酸血症是痛风发病的基本条件，但高尿酸血症不等于痛风，约10%高尿酸血症患者最终发展为痛风。

4. 痛风早期典型表现为反复发作性急性单关节红、肿、热、痛，数年后可发展为迁延不愈的多关节肿痛伴痛风石形成，可出现尿路结石、肾功能损害，常伴肥胖、高脂血症、高血压、2型糖尿病等合并症。

5. 痛风患者的自然病程及临床表现大致可分为以下四期：①无症状高尿酸血症期；②急性痛风性关节炎发作期；③痛风发作间隙期；④慢性痛风性关节炎期。

6. 急性期建议早期足量使用NSAIDs、秋水仙碱或GCs控制炎症；缓解期控制尿酸水平，达到并稳定于目标值。在使用降尿酸药物的初期，患者应服用低剂量的秋水仙碱或NSAIDs，以预防急性发作。

一、病史采集及体格检查要点

（1）起病诱因、时间、缓急、疼痛到达高峰及缓解时间。

（2）关节受累的特点。数目、部位、性质（红肿热痛）、程度及持续时间、是否可自行缓解、有无痛风结节；并着重关注本次发作情况。入院前就诊的具体情况、外院诊断及用药、疗效。

（3）有无发热、夜尿增多、少尿、泡沫尿、浮肿、胸闷气急、四肢麻木等关节外表现。

（4）有无糖尿病、高血压病、高脂血症、脂肪肝等代谢性疾病病史，有无痛风家族史。

（5）体格检查注意有无贫血貌、痛风石。描述具体受累关节压痛及肿胀程度，有无关节积液，以及有无关节畸形、结节、脱位和活动受限，有无浮肿。

二、临床表现

（1）急性发作期：常于夜间发作，急性单关节或多关节红肿热痛，多于1～2周内自行缓解。首次发作多为单关节炎，60%～70%首发于第一跖趾关节，足弓、踝、膝关节等也是常见发病部位。可伴发热。

（2）间歇期：急性发作缓解后，一般无明显后遗症状。多数患者在初次发作后出现较长的间歇期（通常1～2年）。随着病程延长，间歇期逐渐缩短。

（3）慢性痛风性关节炎期：表现为关节肿胀畸形、痛风石形成。常见于足趾、手指、腕、踝、肘等关节周围，也可见于耳廓，隆起于皮下，外观为大小不等的黄白色沉积物，表面菲薄，破溃后排出豆渣样物质，经久不愈，但较少继发感染。

（4）肾脏病变：主要表现为肾结石和尿酸性肾病。

三、鉴别诊断

在痛风诊断中，应注意与感染性关节炎、其他晶体性关节炎（如假性痛风）、创伤性关节炎、反应性关节炎等其他原因所致的关节炎相鉴别。

四、诊　断

表4-8-1　1977年ACR急性痛风关节炎分类标准

1. 关节液中有特征性尿酸盐结晶
2. 用化学方法或偏振光显微镜证实痛风石中含尿酸盐结晶
3. 具备以下12项(临床表现、实验室检查、X线片表现)中6项或以上：
   （1）急性关节炎发作＞1次；
   （2）炎症反应在1天内达高峰；
   （3）单关节炎发作；
   （4）可见关节发红；
   （5）第一跖趾关节疼痛或肿胀；
   （6）单侧第一跖趾关节受累；
   （7）单侧跗骨关节受累；
   （8）可疑痛风结节；
   （9）高尿酸血症；
   （10）单关节非对称性肿胀(X线片证实)；
   （11）无骨侵蚀的骨皮质下囊肿(X线片证实)；
   （12）关节炎发作时关节液微生物培养阴性

确认标准：具备1或2或3,可诊断为痛风

表4-8-2　2015年EULAR/ACR痛风分类新标准

项　目		分　类	得分
临床特点	关节受累(表现为外周关节炎或滑囊肿胀、疼痛及压痛。)	累及踝关节或足中段的单关节或寡关节炎	1
		累及第一跖趾关节的单关节炎或寡关节炎	2

项 目		分 类	得分
发作时关节特点	①受累关节表面皮肤发红；②受累关节明显触痛或压痛；③受累关节活动受限或行走困难	符合1个发作特点	1
		符合2个发作特点	2
		符合3个发作特点	3
发作时间特点（典型发作，指符合3项中的2项，且无论是否接受了抗炎治疗。）	①24h之内疼痛达峰值；②14d之内疼痛缓解；③2次发作期间疼痛完全缓解	有1次典型发作	1
		反复典型发作	2
痛风石的临床证据	痛风石为皮下结节，常见于耳廓、关节、双肘鹰嘴滑囊、指腹、肌腱，表面皮肤菲薄且覆有较多血管，皮肤破溃后可向外排出粉笔灰样尿酸盐结晶	有	4
实验室检查	血尿酸水平（尿酸酶法）；应在发作4周后（即发作期间）且还未行降尿酸治疗的情况下进行检测，有条件者可重复检测。取检测的最高值进行评分	<4mg/dl（<0.24 mmol/L）	-4
		4～6mg/dl（0.24～0.36mmol/L）	0
		6～8mg/dl（0.36～0.48 mmol/L）	2
		8～10mg/dl（0.48～0.60mmol/L）	3
		≥10mg/dl（≥0.60 mmol/L）	4
	对发作关节或者滑囊的滑液进行分析（a）	尿酸钠晶体阴性	-2

续表

项 目		分 类	得分
影像学表现(b)	发作关节或滑囊有尿酸盐沉积的影像学表现	有任意一种表现	4
	超声表现有双轨征(c)		
	双能CT有尿酸盐沉积(d)		
	有痛风关节损害的影像学表现		
	X线片显示手和(或)足至少有1处骨侵蚀(e)	有	4

注:本标准仅适用于至少发作过1次外周关节肿胀、疼痛或压痛,且在发作关节、滑囊或痛风结节中未找到尿酸盐结晶的患者。已在发作关节、滑囊发现尿酸盐结晶或证实存在痛风结节者,不适用此标准,这些患者可被直接诊断为痛风。

本标准最高得分是23分,当患者得分≥8分时可诊断为痛风。

a:如果偏振光显微镜下发作关节或滑囊的滑液未找到尿酸盐结晶,该项则减2分;如果未进行滑液的检查,则计0分。

b:如果未进行影像学检查,该项则计0分。

c:透明软骨表面不规则的强回声不应随超声探头的角度变化而消失(若双轨征随超声角度变化而消失,则为假阳性)。

d:双能CT成像常用的管电压条件是80kV和140kV,对双能数据使用痛风分析软件通过彩色编码技术进行处理,若关节或关节周围出现尿酸对应编码颜色则为阳性结果,而甲床、皮肤、血管等部位出现痛风对应编码颜色以及因痛风石体积过小、活动、射线硬化伪影等导致相同颜色出现均视为假阳性结果。

e:骨侵蚀定义为除外远端指间关节侵蚀及鸥翼征外,还存在骨皮质破坏,并伴有边缘硬化及突出。

五、实验室检查

（1）血常规：急性发作期白细胞及血小板计数可升高。慢性期患者可有贫血，常与肾功能不全、长期服用止痛药导致的消化道慢性失血有关。

（2）非特异性指标：ESR和CRP在急性发作时常明显升高。

（3）血生化检查：血液中尿酸盐饱和度约为420μmoL/L（7.0mg/dl），血尿酸＞420μmoL/L为高尿酸血症。

（4）滑液及痛风石检查：关节穿刺液或活检痛风石内容物，在偏振光显微镜下，滑液中或白细胞内有负性双折光针状尿酸盐结晶。

六、影像学检查

（1）X线检查：急性关节炎期软组织肿胀；慢性关节炎期关节间隙狭窄、关节面不规则，典型者骨质呈类圆形穿凿样或虫噬样缺损、边缘呈尖锐的增生钙化，严重者出现脱位、骨折。

（2）双能CT：能以颜色显示沉积的尿酸盐晶体。

（3）关节超声：关节积液内不均匀的高回声（暴风雪征），软骨表面尿酸盐晶体沉积（双轨征）。

（4）泌尿系统B超：慢性痛风性肾病患者可出现肾脏缩小、泌尿系统结石，特别肾脏集合系统出现泥沙样结晶有一定辅助意义。

七、治　疗

1. 治疗目标

（1）急性期：迅速控制急性炎症，改善症状。

（2）间歇期和慢性期：积极降尿酸治疗，预防痛风复发，减少并发症发生(血尿酸控制目标:＜360μmol/L(6mg/dl),有痛风石或慢性关节炎反复发作者,为使尿酸结晶更快更好溶解,血尿酸应该降至＜300μmol/L(5mg/dl),待患者痛风石溶解、急性关节炎不再发作,可将降尿酸目标重新转换为＜360μmol/L。

2. 一般治疗

避免高嘌呤食物(动物内脏、沙丁鱼、蛤、蚝等海鲜及浓肉汤,其次为鱼虾类、肉类);戒各种酒类(特别是啤酒和烈性酒)和高果糖饮料,每日饮水量应在2000～3000ml;保持理想体重。应鼓励患者饮用低脂乳产品。建议进行规律锻炼。对每位痛风患者全面筛检相关合并症及心血管风险因素,包括肾脏病、冠心病、心衰、外周血管病、肥胖、高脂血症、高血压、糖尿病及吸烟。

3. 控制急性发作的药物

可选择NSAIDs、秋水仙碱或GCs治疗。秋水仙碱应在痛风发作36h内开使用:首次服用1.0mg,1h后服用0.5mg,12h后最多可用到0.5mg,每日三次。口服GCs(剂量等效于30～35mg泼尼松龙每日,使用3～5日),单关节受累可关节腔穿刺并注射糖皮质激素。对肾功能严重受损的患者避免使用秋水仙碱和NSAIDs。使用强效P-糖蛋白和/或CYP3A4抑制剂(比如环孢素或克拉霉素)的患者禁用秋水仙碱。

4. 降尿酸药物

应从小剂量开始,逐渐加至治疗量,治疗达标后改为维持量,长期服用。

(1)促尿酸排泄药:苯溴马隆片(有泌尿系结石患者慎用),应用时需注意多饮水及碱化尿液。

(2)抑制尿酸生成药:黄嘌呤氧化酶抑制剂,包括:①别嘌醇片:起始剂量应≤100mg/d,对于合并慢性肾功能不全的患者起始剂量则应≤50mg/d,此后每2～5周可以增加1次剂量,直至血尿酸水平达标。因别嘌呤醇可导致严重的过敏反应,建议用药前行 HLA-B*5801 检测。②非布司他片:降尿酸效果与别嘌醇相似,但过敏反应及肾功能不良反应少,对于轻中度肾功能受损的痛风患者不需调整药物剂量。非布司他片常规剂量为 20～80mg/d。

若单用足量促排泄药(苯溴马隆)或抑制尿酸生成药(别嘌醇或非布司他)仍无法使血尿酸达标,可联合用药,但不应联合应用别嘌醇和非布司他。

在降尿酸过程中可能导致痛风急性发作,应预防性服用小剂量秋水仙碱 0.5mg,每天 1～2 次;或使用低剂量 NSAIDs 预防,对不能耐受或有禁忌者也可使用小剂量 GCs 预防。

5. 碱化尿液

碳酸氢钠片,使尿 pH 在 6.2～6.9。

6. 无症状高尿酸血症的治疗

无症状高尿酸血症应以非药物治疗为主,一般不推荐使用降尿酸药物。但在经过饮食控制后血尿酸仍高于 540μmol/L;有痛风家族史或伴发心血管危险因素且血尿酸高于 480μmol/L 的患者,可考虑行降尿酸治疗。

(杜红卫 刘 磊)

第九节　反应性关节炎

1. 反应性关节炎（reactive arthritis，ReA）是一种由特定前驱感染触发的脊柱关节炎。病原体主要分为两大类型：①非淋病性尿道炎后发病型，主要为沙眼衣原体；②细菌性腹泻后发病型，主要为沙门菌、志贺菌、耶尔森菌、弯曲菌、弧菌。

2. ReA的临床特点是：①发病前4周内有前驱感染史。②大多数患者病程呈自限性经过，转为慢性（大于6个月）者少，有复发倾向。③主要表现为单关节或寡关节炎，非对称性、负重关节、大关节炎症。④常伴随皮肤、黏膜、眼炎等关节外表现。

3. ReA的诊断基于特征性关节表现及前驱感染证据，不需要检测HLA-B27，但HLA-B27阳性往往提示病程长或者易复发，常伴随骶髂关节炎、脊柱炎、虹膜炎等。

4. 治疗方案需针对病原体及关节炎两部分。有现症感染依据者需使用抗生素，关节炎可应用NSAIDs和DMARDs。

一、病史采集

（1）起病诱因、前驱症状、病程、时间、缓急，有无不洁性生活史。

（2）关节受累的部位、性质、时间、加重和缓解因素。

（3）伴随症状，如有无发热、腹痛、腹泻、尿路刺激症状；眼睛、皮肤、黏膜症状，尤其是泌尿生殖系；腰背痛、足跟和足底痛。

二、体格检查要点

需注意有无皮肤、黏膜改变（溢脓性皮肤角化病、口腔溃疡及旋涡状龟头炎）、眼炎、尿道口分泌物等；受累关节部位、是否对称、有无红肿热痛；肌腱端炎、腊肠指（趾）等。

三、临床表现

典型的ReA通常在急性泌尿生殖系感染或胃肠炎后1～4周内出现非对称性单/寡关节炎，下肢大关节多见，部分患者表现为下腰痛。

可伴有尿道炎或眼炎，男性可有轻微的排尿困难和尿道口黏液脓性分泌物，旋涡状龟头炎是ReA的特征性皮疹。女性可有排尿困难、脓性宫颈炎和（或）阴道炎。溢脓性皮肤角化病可出现在手掌或者足底，类似于指（趾）甲的真菌感染或者银屑病；部分患者可出现口腔溃疡。

四、诊　断

表4-9-1　《凯利风湿病学（第9版）》ReA诊断的推荐定义

有以下几点患者可以确诊为反应性关节炎：
1. **典型的临床表现** 以下肢为主的非对称性少关节炎 附着点炎 关节外体征 **以及** 经证实的沙门氏菌、弯曲杆菌、耶尔森菌、志贺菌、衣原体感染（有或无症状） 或者经证实的其他已有报道与反应性关节炎相关的微生物感染（如艰难梭菌、卡介苗中牛结核分枝杆菌）
2. **任何急性炎症性关节炎**：包括单关节炎和（或）中轴炎症，和经证实的反应性关节炎相关细菌感染
3. 典型临床表现（1中所列）和发病前6周内腹泻或尿道炎/宫颈炎，感染未被证实

五、鉴别诊断

需与风湿热、感染性关节炎、其他类型的脊柱关节炎(如强直性脊柱炎、银屑病关节炎、肠病性关节炎、未分化脊柱关节炎等)相鉴别。伴随口腔溃疡者,需与白塞病、系统性红斑狼疮等结缔组织病鉴别。

六、实验室及辅助检查

(1)ReA患者HLA-B27阳性率为30%～50%。

(2)ESR、CRP可升高。

(3)相关病原学检查。

(4)影像学检查无特征性改变。

七、治 疗

治疗目的为缓解症状,防止关节破坏。

(1)急性期首选NSAIDs,以改善关节疼痛和控制炎症。如果关节肿痛和积液明显,可予关节腔内注射长效糖皮质激素,一般不主张全身GCs治疗。

(2)大部分ReA是自限性的,不需要使用DMARDs。慢性ReA、难治性患者或存在关节破坏时需DMARDs治疗,通常选用柳氮磺胺吡啶、甲氨蝶呤或来氟米特等。

(3)对于抗生素的作用目前仍存在争议,虽然ReA是无菌性的关节炎症,但是仍然在患者关节滑膜或者滑膜液中检出微生物抗原,多西环素和柳氮磺吡啶有一定的治疗作用。对于仍存在现症感染依据的患者,针对不同病原体及感染部位给予相应治疗。

(4)生物制剂:由于ReA与强直性脊柱炎有共同的遗传背

景,又与脊柱关节病有类似的临床特点,理论上治疗强直性脊柱炎的各种生物制剂对于ReA同样有效,但目前仍缺乏该方面的循证医学证据。

(金珍木 薛 静)

第十节　银屑病关节炎

1. 银屑病关节炎（psoriatic arthritis，PsA）是一种与银屑病相关的慢性炎症性关节病，可累及外周关节、脊柱、肌腱等，40%～50%的患者出现远端指间关节（DIPJ）或脊柱受累。本病有一定的家族聚集性。

2. PsA临床表现复杂多样，可有不同表现的亚型，包括远端指间关节炎、非对称性寡关节炎、对称性多关节炎、残毁性关节炎和脊柱关节炎。

3. PsA是慢性进展性疾病，每年约2%的银屑病患者被新诊断为PsA，多关节受累者提示预后不良。

4. 大部分关节炎出现在皮肤病变之后，但仍有少部分出现在之前，从而造成漏诊。常见的皮损发生在头皮和四肢伸侧，也有少数在脐周等隐匿部位。指（趾）甲顶针样凹陷是PsA的特征性指（趾）甲改变。

5. 实验室检查包括非特异性炎症指标升高，ANA（阳性率为14%）、RF（阳性率为2%～10%）及HLA-B27阳性等。

6. PsA影像学表现以受累部位同时存在骨侵蚀及新骨形成为特征。

7. 本病主要治疗药物为NSAIDs、DMARDs及生物制剂。

一、病史采集及体格检查要点

（1）起病诱因、病程、时间、缓急。

（2）有无典型银屑病皮疹，皮疹形态，部位，有无指甲营养不良性改变或指甲顶针样改变等。有无指（趾）炎和附着点炎。

（3）关节受累特点，如关节疼痛/肿胀的诱因、部位、缓解因素、性质、程度及持续时间、演变及伴随症状，有无畸形；入院前就诊的具体情况、外院诊断及用药和疗效等。

（4）有无脊柱关节病家族史。

（5）体格检查应注意有无皮损及指甲改变特点；有无贫血貌、淋巴结肿大。描述受累关节的范围（数目、分布、是否对称）、压痛及肿胀程度，以及有无关节畸形、脱位和关节活动度、肌力（握力）和肌肉萎缩程度。

（6）关节外病变注意观察有无虹膜炎、肺部啰音、胸膜及心包摩擦音等。

二、临床表现

本病起病隐匿，临床表现广泛且个体差异较大，最早的 PsA 分型是 1973 年 Moll 和 Wright 提出的分类标准，将 PsA 分为单关节炎型或少关节炎型、远端指间关节炎型、毁损性关节炎型、对称性多关节炎型和脊柱关节病型。但此种分型不仅会有重叠，而且不包括附着点炎，而附着点炎为 PsA 的基本改变和常见临床表现之一。

2009 年，银屑病和银屑病关节炎研究评估协作组（GRAP-PA）制定了银屑病关节炎分类标准（CASPAR），将 PsA 分为 5 种主要临床表现类型，即皮肤及指甲改变型、周围关节炎型、脊柱炎型、指趾炎型和附着点炎型，同时根据疾病严重程度将各个临床亚型的表现分为轻、中、重 3 级。

（1）皮肤表现：好发于头皮和四肢伸侧，尤其肘、膝，要特别注意如头皮、会阴、臀、脐等隐匿部位。皮损丰富多样，以丘疹和斑块状多见，Auspitz 征（去除鳞屑下的薄膜可见点状出血）对于银屑病具有诊断意义。

（2）指（趾）甲表现：指（趾）甲表面有顶针样凹陷（＞20个）是PsA的特征性改变，亦可出现指（趾）甲甲板增厚、变色、粗糙、甲下过度角化等改变，严重者出现甲床剥离、脓点等。

（3）关节表现：近2/3的患者以单关节或寡关节炎起病，易出现附着点炎，最常见于跟腱和足底筋膜附着于跟骨处。腊肠指（趾）是银屑病关节炎的典型表现之一。多关节炎以手、足等小关节多见，出现对称性近端或远端指间关节肿胀、疼痛，严重者可出现关节破坏及关节畸形，X线片可以出现"铅笔帽"样畸形或"望远镜"征。中轴受累也可呈进行性发展，但症状往往较隐匿，不如强直性脊柱炎的炎性腰背痛表现典型。

三、实验室检查

（1）部分患者HLA-B27阳性，骶髂关节和脊柱受累者多见。

（2）RF通常为阴性，少数情况为阳性（阳性率＜10%），近年来研究发现部分PsA可出现抗CCP抗体阳性。

（3）ESR、CRP等炎性标志物在病情活动时可升高。关节滑液无特异性。

四、影像学检查

（1）多数PsA患者的X线片表现类似于类风湿关节炎，但其也有自身特点，表现为骨质破坏和骨质增生同时存在。

（2）"铅笔帽"样畸形（pencil-in-cup）是X线片上的特征性表现。脊柱受累时，相邻椎体的中部之间的韧带骨化形成骨桥，与强直性脊柱炎的竹节样改变不同的是非对称分布。

五、诊　断

具有典型银屑病皮损,又有肌腱端炎、腊肠指(趾)、葡萄膜炎、外周关节炎、脊柱炎等临床特征而 RF 阴性时,要高度怀疑 PsA。

PsA 的诊断以前应用较为广泛的是 1973 年 Moll 和 Wright 提出的分类标准,但这个标准无法诊断无银屑病病史或 RF 阳性的 PsA,因此,2006 年 CASPAR 研究组制定了新的分类标准(见表 4-10-1)。据研究,该标准对于早早期(平均病程 16 周)的 PsA 敏感性达到了 77.4%,并且该标准也更适用于中国人群。该标准的特异性为 98.7%,敏感性为 91.4%。

表4-10-1　CASPAR研究组银屑病关节炎分类标准

1. 现发银屑病,或有既往银屑病病史、家族史:
   ①现发银屑病:就诊时由风湿病医生或皮肤病医生诊断具有银屑病性皮肤或头皮病变;②既往银屑病史:由患者本人、医生(包括家庭医生、皮肤病医生或风湿病医生等)证实患者曾患有银屑病;③家族史:其一级或二级亲属中有人曾患银屑病
2. 典型的银屑病指甲改变:包括甲剥离、顶针样凹陷、过度角化等表现
3. 类风湿因子阴性:可用除凝胶法外的其他方法检测,最好采用酶联免疫吸附试验或比浊法
4. 现发指/趾炎:表现为全指/趾肿胀,或既往指/趾炎病史
5. 影像学检查:关节周围新骨形成,手足 X 线片可见关节周围异常骨化(非骨赘形成)

确认标准: 现发银屑病得分 2 分,其他表现均得 1 分。≥3 分,即可确诊 PsA

六、鉴别诊断

远端指间关节受累者需同骨关节炎鉴别;有脊柱受累、骶髂关节炎或者指(趾)炎时需与其他脊柱关节病鉴别;有多个

小关节受累及发生残毁变形时需与类风湿关节炎鉴别(见表4-10-2)。

表4-10-2　PsA与RA的鉴别

特　点	PsA	RA
性别比(男∶女)	1∶1	1∶2
RF阳性率	<10%	80%
DIPJ受累	30%～50%	少见
关节受累类型	非对称	对称
骶髂关节/中轴受累	≥35%	晚期颈椎受累
其他骨骼肌肉表现	肌腱端炎/腊肠指(趾)	无肌腱端炎/腊肠指(趾)
关节外表现	皮疹、指甲改变	类风湿结节、血管炎
放射学改变	DIPJ侵蚀破坏	腕、MCPJ、PIPJ等侵蚀

七、治　疗

治疗目的在于缓解疼痛和延缓关节破坏,同时兼顾控制皮损,达到疾病最低活动度。银屑病和银屑病关节炎研究评估协作组(GRAPPA)根据PsA临床分型和严重程度分级制定了详细的治疗策略,值得临床推荐(见表4-10-3、表4-10-4)。

1. 非药物治疗

注意休息,避免关节损伤和过度疲劳。针对银屑病皮损,晒太阳、水浴治疗或者紫外线A光线化学疗法(PUVA)均有效,皮损顽固者可请皮肤科会诊。

2. NSAIDs

适用于轻、中度活动性关节炎,具有止痛、抗炎作用,但对皮损和关节破坏无效。在使用一种NSAIDs药物1～2周后若无效可换另一种NSAIDs药物,注意药物类型和使用剂量个体化。

3. DMARDs

尽早选用DMARDs,包括以下几种。

(1) 甲氨蝶呤:对皮肤和外周关节均有效,可作为首选药物。起始剂量7.5～10mg,每周一次,如无不良反应,可逐渐加量至15～20mg,每周一次,注意监测血常规及肝肾功能。

(2) 柳氮磺吡啶:对外周关节炎有效,对中轴关节疗效不确切。起始剂量1000mg/d,每周增加500mg,直至2000mg/d,最多可加至3000mg/d,分两2～3次服用。对磺胺类药物过敏者禁用。用药期间应定期检查血常规及肝、肾功能。

(3) 来氟米特:其作用机制是通过抑制二氢乳清酸脱氢酶的活性来影响活化淋巴细胞的嘧啶合成,对PsA的皮肤和关节表现均有效。10～20mg/d,注意血常规及肝功能等。

(4) 其他:如沙利度胺、环孢素等,可以尝试,但需注意其副作用。

4. GCs

局部关节腔内注射长效GCs适用于急性单关节炎或少关节炎患者,注意避开皮损和跟腱处,一般同一关节一年内注射不超过3次。

5. 植物类药

雷公藤多甙30～60mg/d,分3次饭后服。其主要副作用为性腺抑制和骨髓抑制,故育龄期女性禁用。注意复查血常规、肝肾功能。

6. 生物制剂

顽固性或进展性PsA可选用生物制剂。临床证明,生物制剂疗效确切,但是需严格排除禁忌证。国内常用的生物制剂有:①依那西普(etanercept),每次25mg皮下注射,每周2次。②英夫利西单抗(infliximab),首次5mg/kg静滴后,第2、6周及以后每

8周给予相同剂量1次。③注射用阿达木单抗（adalimumab），每2周1次，40mg皮下注射。

表4-10-3　2009年GRAPPA银屑病关节炎分型治疗指南

治疗	周围关节炎型	皮肤及指甲改变型	中轴关节炎型	附着点炎型	指（趾）炎型
NSAIDs	√		√	√	√
关节腔内注射GCs	√				
局部治疗		√			
物理疗法			√		
光疗法		√			
DMARDs	√				
TNF-α	√	√	√	√	√

表4-10-4　2009年GRAPPA银屑病关节炎分型、分级治疗指南

分型	治疗推荐
周围关节炎型	轻度：NSAIDs 中度：DMARDs（柳氮磺吡啶、来氟米特、甲氨蝶呤、环孢素A） 重度：生物制剂（TNF-α抑制剂、IL-12/23拮抗剂、IL-17拮抗剂、JAK拮抗剂）
皮肤损害型	一线疗法：光疗（UVB/nbUVB，口服PUVA）、富马酸酯、TNF-α抑制剂、依法珠单抗、环孢素A 二线疗法：阿维A、阿法赛特 三线疗法：柳氮磺吡啶、羟基脲、来氟米特、霉酚酸酯、硫唑嘌呤
指甲改变型	阿维A酸、口服PUVA、环孢素A、TNF-α抑制剂
脊柱炎型	NSAIDs、TNF-α抑制剂、物理疗法、镇痛、局部骶髂关节注射

续表

分型	治疗推荐
附着点炎型	NSAIDs、DMARDs、TNF-α抑制剂、物理疗法、局部注射激素
指(趾)炎型	NSAIDs(多用于起始治疗)、GCs(经验用药,一般局部注射使用)、DMARDs(用于顽固且病程长者的治疗)、英夫利西单抗

(金珍木 邬秀娣)

第十一节　骨质疏松

1. 骨质疏松(osteoporosis,OP)是一种因骨量低下,骨微结构破坏,导致骨脆性增加,易发生骨折为特征的全身性骨病,绝经后妇女及老年男性多发。

2. 骨质疏松症分为原发性和继发性两类。原发性骨质疏松症指发生于绝经后或随年龄增长而发生的骨质疏松,主要为绝经后骨质疏松以及老年性骨质疏松。继发性骨质疏松通常由其他疾病及药物引起。

3. OP患者轻者无症状,重者常诉腰痛、全身骨痛、乏力,可无明确压痛点。可发生于任何年龄,老年人易出现。合并骨折可有明显疼痛及局部体征。脊柱骨折也可能无明显临床表现。

4. 骨密度,全称是骨骼矿物质密度(BMD),是衡量骨骼强度的一个重要指标,单位为 g/cm^2。双能X线吸收法(DXA)是WHO推荐的骨密度检查方法,作为骨质疏松的诊断"金标准"。临床在使用骨密度值时,常使用T值、Z值来判断骨密度是否正常。对适用人群,当T≤－2.5标准差(SD)时即可诊断为骨质疏松,也可以依据患者发生过脆性骨折直接诊断为骨质疏松。

5. 非药物干预(饮食、体育运动、饮食摄入足够的钙)或纠正危险因素(吸烟、酒精滥用、易致摔倒的环境因素),适用于所有患者。尽可能通过饮食增加钙的摄入。钙补充剂的剂量应当根据膳食钙缺乏的情况进行选择。改变生活方式、补充钙片和维生素D是基础治疗。

一、病史采集及体格检查要点

（1）起病诱因、病程、时间、缓急。

（2）骨痛的部位、性质、程度及持续时间；演变伴随症状（肌无力、驼背、呼吸困难、腹胀、腹痛、便秘等）；外院诊断及用药、疗效；月经史。

（3）有无长期卧床史，有无服用其他药物史，有无吸烟、酗酒史，有无脆性骨折及脆性骨折家族史，身高变化。

（4）体格检查需注意患者有无驼背，疼痛部位有无压痛及肿胀程度，有无两侧肋间神经痛，有无骨畸形及骨折体征、肌力（握力），肌肉萎缩程度。

二、临床表现

（1）疼痛：患者可有腰背疼痛或周身骨骼疼痛，劳累及活动后疼痛加重、活动受限。以腰背痛多见，占疼痛患者中的70%～80%。疼痛呈弥漫性，无固定部位，检查不能发现压痛区（点）。

（2）乏力常于劳累或活动后加重，负重能力下降或不能负重。

（3）身高缩短：脊椎椎体前部几乎多为松质骨组成，此部位是身体的支柱，负重量大，尤其第11、12胸椎及第3腰椎，负荷量更大，容易压缩变形。正常人每一椎体高度约2cm左右，老年人骨质疏松时椎体压缩，每椎体缩短2mm左右，身长平均缩短3～6cm。

（4）脆性骨折：可能发生于轻微用力时。一般骨量丢失20%以上时即可发生骨折。脊椎压缩性骨折时约有20%～50%的患者无明显症状。

（5）并发症：驼背和脊柱畸形者易合并呼吸系统、消化系统并发症。胸、腰椎压缩性骨折时,脊椎后弯,胸廓畸形,可使肺活量和最大换气量显著减少。髋部骨折者易合并感染、心血管疾病。

三、鉴别诊断

在OP诊断中,应注意患者用药史,如是否长期服用激素,应注意有无基础风湿免疫性疾病。另外,也应注意排除其他继发性骨质疏松,如内分泌性骨松、血液系统肿瘤、原发及转移性骨肿瘤、慢性肾脏病和营养不良等(见表4-11-1)。

表4-11-1　骨质疏松的鉴别诊断

检查项目	拟排除的疾病
血常规、ESR	贫血、单克隆丙种球蛋白血症
肾功能、估算肾小球滤过率	慢性肾病
钙、磷、碱性磷酸酶、白蛋白、肿瘤标志物	原发性甲状旁腺功能亢进症、肿瘤、骨软化及Paget病
肝功能	慢性肝病及酒精性肝病
雌激素、雄激素、黄体生成素和卵泡刺激素	性功能低下
免疫球蛋白、补体、本-周蛋白、血清游离轻链	单克隆丙种球蛋白血症
血清25-羟维生素D	维生素D缺乏
甲状腺功能	甲状腺功能亢进症
尿可滴定酸、血气分析	肾小管酸中毒
ANA、抗CCP抗体、RF	结缔组织病、类风湿关节炎

四、诊　断

(1)OP诊断的通用标准:目前OP诊断的通用标准是发生了脆性骨折和/或骨密度低下。临床尚缺乏直接测定骨强度的方法,因此,骨密度和骨矿含量测定是临床诊断以及评价疾病程度客观的量化指标。

（2）脆性骨折:是指低能量或者非暴力骨折。发生了脆性骨折,临床上即可诊断OP,为定义诊断。

（3）基于DXA骨密度测定的OP诊断标准:骨密度是指单位体积(体积密度)或单位面积(面积密度)的骨量。DXA测量值是OP诊断的"金标准"。

T值＝(测定值－骨峰值)/正常成人骨密度标准差(适用于更年期及绝经后妇女、＞50岁男性)

Z值＝(测定值－同龄人骨密度均值)/同龄人骨密度标准差(适应于儿童、绝经前妇女、≤50岁男性)

表4-11-2　基于DXA骨密度测定的骨质疏松诊断标准

T值	诊　断
≥-1	正常
-2.5～-1	低骨量
≤-2.5	骨质疏松

五、实验室检查

详见鉴别诊断。

六、影像学检查

1. X线检查

可确定骨折的部位、类型、移位方向和程度,对诊断和治疗具有重要价值。X线片除有骨折的特殊表现外,还有骨质疏松的表现,如骨密度降低、骨小梁稀疏、骨皮质变薄、骨髓腔扩大等。摄片范围应包括损伤部位的上、下邻近关节,髋部骨折应包括双侧髋关节,脊柱骨折应结合查体确定投照部位及范围,避免漏诊。

2. CT和MRI检查

合理应用CT和MRI检查,CT能够准确显示骨折的粉碎程度及椎管内的压迫情况,CT三维成像技术能清晰显示关节内或关节周围骨折,MRI检查对发现隐匿性骨折以及鉴别新鲜或陈旧性骨折具有重要意义。

3. BMD

BMD是最佳定量指标,反映50%~70%的骨强度。可用于诊断骨质疏松、预测骨质疏松性骨折风险、监测自然病程、评价药物干预疗效。

七、治 疗

1. 基础措施

(1) 改善生活方式:进食富含钙、钾、非饱和脂肪酸、低盐和适量蛋白质的均衡饮食;适当户外活动和增加日照,增加肌肉的耐力和平衡协调能力;避免嗜烟、酗酒;慎用影响骨代谢的药物;防跌倒;加强保护措施(关节保护器)等。

(2) 基本补充剂:①钙剂:我国青少年、绝经后妇女和老年人推荐剂量为1000mg/d。我国居民平均每日从饮食中获得钙400mg,故平均每日应补充钙剂约500~600mg,钙剂可选择碳酸钙、枸橼酸钙等,与维生素D合用于骨质疏松的预防,但钙剂不能单独作为治疗用药。②维生素D:治疗骨质疏松时的推荐剂量为800~1000IU/d。活性维生素D包括1,25-$(OH)_2$ VitD$_3$(骨化三醇)和1α-(OH)VitD$_3$(α-骨化醇),更适合于老年人、肾功能不全及1a羟化酶缺乏者,并有免疫调节和抗跌倒的作用。老年人血清25-(OH)D水平应≥30ng/ml(75nmol/L),以降低跌倒和骨折的风险。

2. 药物干预

（1）骨吸收抑制剂：①双膦酸盐类。基本结构为P-C-P,在骨再建表面抑制破骨细胞对骨的吸收,且对膦酸钙具高亲和性,吸附在骨羟磷灰石结晶表面,阻止钙盐"逸出",对抗过度骨溶解。临床常用阿仑膦酸钠、利塞膦酸钠(注意空腹开水200ml送服,上身直立半小时以上后再进食);99锝亚甲基二膦酸盐。②降钙素。钙调节激素,可抑制破骨细胞的活性,并能减少破骨细胞的数量,减少骨量丢失并增加骨量,并能明显缓解骨痛。对骨质疏松骨折或骨骼变形所致的慢性疼痛及骨肿瘤等疾病引起的骨痛均有效。如鲑鱼降钙素、鳗鱼降钙素等。③雌激素类。能抑制骨转换,阻止骨丢失;能降低骨质疏松性椎体、非椎体骨折风险。在各国指南中均被明确列入预防和治疗绝经妇女骨质疏松药物(用药前需评估子宫及乳腺肿瘤风险)。如尼尔雌醇、替勃龙片剂等。④选择性雌激素受体调节剂。选择性作用于雌激素靶器官,与雌激素受体结合,表现出类雌激素的活性,抑制骨吸收。而在乳腺和子宫上,则表现为抗雌激素的活性,因而不刺激乳腺和子宫。如盐酸雷洛昔芬。

（2）骨形成刺激剂：骨形成刺激剂包括重组人甲状旁腺激素1-34(特立帕肽)、维生素K_2、睾酮类药物。

3. 疗效监测

每6～12个月系统地观察中轴骨骨密度的变化,有助于评价药物的疗效。3个月可复查一次骨代谢标志物。若服药期间出现新发的骨折或出现骨密度下降,应首先排除检测误差所致,然后寻找造成骨量丢失的原因,如不规范服药、吸收障碍、钙和维生素D摄入不足以及合并其他内分泌代谢疾病等,最后再考虑是否需要改变治疗方案。

（吕洪华　孙闻嘉）

第十二节　系统性硬化症

1. 系统性硬化症(systemic sclerosis,SSc)是一种以皮肤变硬和增厚为主要特征,并可累及心、肺、肾和消化道等多个器官的全身性自身免疫性疾病。

2. SSc 分为 5 种亚型:①局限性皮肤型 SSc;②CREST 综合征;③弥漫性皮肤型 SSc;④无皮肤硬化的 SSc;⑤重叠综合征。

3. SSc 有复杂的发病机制和千变万化的临床表现,表现为早期潜在的免疫失调和微血管病变,以及随后出现的系统性纤维化。

4. 本病的病理特点为早期发生小血管病变,并进展为闭塞性血管病变,受累组织有广泛的血管病变、胶原增殖和纤维化。

5. 目前尚无控制 SSc 病情的治疗方法,但有针对器官损害的治疗推荐。

一、病史采集及体格检查要点

（1）雷诺现象的病程、时间、缓急、程度。

（2）皮肤受累特点,如皮肤肿胀的部位、程度、演变伴随症状,有无瘙痒,有无皮肤变色、破溃;入院前就诊的具体情况,外院诊断、用药及疗效。

（3）有无咳嗽、咳痰、胸闷、气急、心悸、张口受限、食管功能障碍、便秘、多关节痛、肌痛、指端破溃等表现。

（4）有无自身免疫性疾病的家族史。

（5）体格检查要点包括面部症状（如口皱缩、唇变薄以及毛细血管扩张；受累皮肤的范围、色素沉着及肿胀程度；有无皮下钙质沉积、关节伸侧溃疡；冷刺激后手足发绀状态，有无远端指端溃疡。肺部听诊注意有无吸气相Velcro音。心脏听诊注意有无心律不齐、P₂增强。四肢关节肌肉查体关注有无挛缩、关节弯曲度受限、肌腱摩擦、远端肌群肌力、指（趾）端有无变尖。

二、临床表现

（1）雷诺现象：90%的患者以雷诺现象为首发症状。

（2）皮肤：症状通常从手指或面部开始，向躯干蔓延。皮肤症状分三期：肿胀期、硬化期和萎缩期。肿胀期：无痛性非凹陷性肿胀，手指常呈腊肠样；硬化期：皮肤增厚变硬如皮革，不能提起，面具脸为本病特征性表现之一；萎缩期：皮肤萎缩，变得光滑，但显得很薄，皮纹消失，毛发脱落。

（3）消化系统：消化道任何部位均可受累，食管受累最常见。表现为张口受限；食管损害，咽下困难，反流性食管炎和Barrett食管；小肠广泛病变，吸收不良；大肠病变，便秘、下腹胀满；肛门受累，直肠脱垂，大便失禁。

（4）肺脏：肺间质纤维化、肺动脉高压。

（5）心脏：心脏纤维化，出现心包积液、心律失常、心衰等，也是主要的死因之一。

（6）肾脏：有时可突然出现急进性恶性高血压和（或）急性肾衰竭，均称为硬皮病肾危象，也是本病的主要死亡原因之一。

（7）关节骨骼：多关节痛，肌痛，晚期可发生关节挛缩及肌萎缩。

（8）神经系统：少见，以三叉神经痛较多见。

（9）其他：可重叠其他自身免疫病，如干燥综合征、原发性胆汁性肝硬化、自身免疫性肝炎关系等。

（10）CREST综合征：表现为钙质沉积、雷诺现象、食管功能障碍、指（趾）硬化、毛细血管扩张。

三、诊　断

表4-12-1　1980年美国风湿病学会（ARA）系统性硬化症分类标准

主要标准	近端皮肤硬化：手指及掌指（跖趾）关节近端皮肤增厚、紧绷、肿胀，可累及整个肢体、面部、颈部及躯干（胸、腹部）
次要标准	1. 指硬化：上述皮肤改变仅限手指
	2. 指尖凹陷性疤痕，或指垫消失：由于缺血导致的指端变化
	3. 双肺基底部纤维化：要除外原发性肺病所引起的改变

确认标准：具备主要标准或两条以上次要标准者，可诊断为SSc

确诊SSc后，根据皮肤受累的范围，对疾病进行分型。分型方法如下：①弥漫性SSc（dcSSc）：皮肤受累达膝、肘关节近端的躯干（不包括面部）。②局限性SSc（lcSSc）：皮肤受累局限于膝、肘关节远端（包括面部）。③无皮肤硬化的硬皮病（ssSSc）：此类型因无典型皮肤受累表现，诊断需谨慎，注意与其他疾病相鉴别。④重叠综合征：上述三种分型与诊断明确的其他结缔组织病同时存在。⑤未分化结缔组织病：无SSc皮肤和内脏病变，但有雷诺现象伴SSc临床和（或）血清学特点。

表4-12-2　2013年EULAR/ACR修订的系统性硬化症分类标准

指　标	次级指标	分　值
向掌指关节近端延伸的双手手指皮肤增厚（充分条件）		9

续表

指　　标	次级指标	分　值
手指皮肤增厚(仅计分至最高值)	手指肿胀	2
	指端硬化(不及 MCPJ 但渐近 PIPJ)	4
指尖病变(仅计分至最高值)	指端溃疡	2
	凹陷性疤痕	3
毛细血管扩张		2
甲襞毛细血管异常		2
肺动脉高压和(或)肺间质病变(最高得分为2)		2
雷诺现象		3
SSc 相关自身抗体(抗着丝点抗体/Scl-70/抗 RNA 聚合酶Ⅲ抗体)阳性(最高得分为3)		3

确认标准：总分≥9分,可诊断为SSc

四、实验室及辅助检查

（1）ANA：阳性率达90%。

（2）抗 Scl-70 抗体：SSc 的标记抗体,阳性率20%～30%。多见于弥漫性SSc,提示预后不良。

（3）抗着丝点抗体：多见于局限性SSc,病程缓慢,提示预后较好。CREST综合征患者阳性率达50%～90%。也可见于原发性胆汁性肝硬化、干燥综合征等。

（4）其他：双手X线、肺部 HRCT、食管吞钡造影、胃/肠镜、心彩超评估肺动脉压力、甲襞微循环等以了解各系统损害情况。

五、鉴别诊断

本病应与混合性结缔组织病等其他弥漫性结缔组织病,以及假性硬皮病(如硬肿病、硬化性黏液水肿、嗜酸性筋膜炎)及肾源性系统性纤维化相鉴别。

六、评估标准

一般采用改良的 Rodnan 评分评估皮肤受累及硬化程度。

七、治 疗

1. 药物治疗

(1)GCs:通常对于皮肤病变的早期(肿胀期)、关节痛、肌肉病变、浆膜炎及间质性肺病的炎症期有一定疗效。需注意激素可能诱发肾危象,应尽可能短时间、低剂量应用。

(2)免疫抑制剂:常用的有环磷酰胺、吗替麦考酚酯、环孢素 A、硫唑嘌呤、甲氨蝶呤等。

(3)抗纤维化治疗:青霉胺(因其不良反应较多,近年来已较少应用)、转化生长因子(TGF)-β 拮抗剂。

(4)生物制剂:对于系统使用 GCs 和免疫抑制剂有禁忌或疗效不佳的进展期或病情严重的 SSc 患者,尤其是伴有关节炎的患者,可以试用生物制剂(如 TNF-a 抑制剂、托珠单抗、美罗华、阿巴西普),部分患者可显著改善关节症状,降低致残率。

2. 并发症的治疗

(1)指端血管病变(雷诺现象和指端溃疡):戒烟,手足避冷保暖。常用的药物为二氢吡啶类钙离子拮抗剂,如硝苯地平;二线药包括 5-磷酸二酯酶抑制剂、内皮素受体拮抗剂或静脉注射伊洛前列素。

（2）肺动脉高压：①氧疗，适用于低氧血症患者。②利尿剂和强心剂。③肺动脉血管扩张剂，钙离子拮抗剂（只有急性血管扩张药物试验结果阳性的患者才能应用钙离子拮抗剂治疗）、前列环素及其类似物（吸入性伊洛前列素）、内皮素−1受体拮抗剂（波生坦及安利生坦）及5型磷酸二酯酶抑制剂（西地那非）。

（3）肺间质纤维化：首选环磷酰胺。吗替麦考酚酯可能有效。乙酰半胱氨酸有一定的辅助治疗作用，吡啡尼酮、尼达尼布亦有有效报道。

（4）肾危象：是SSc的重症，应及早诊断并使用血管紧张素转换酶抑制剂（ACEI）控制高血压。

（张　斌　邬秀娣）

第十三节 大动脉炎

1. 大动脉炎(Takayasu arteritis, TA)是一种与自身免疫相关的,主要累及主动脉及其分支的慢性非特异性的炎症性疾病,亚洲人群多发,多见于10~30岁年轻女性,男女比例为1:4~1:8。

2. TA基本病理为大动脉的全层炎症,可导致管腔狭窄,甚至闭塞或动脉瘤。

3. TA主要临床症状为组织器官缺血的表现,实验室检查无特异性表现,ESR和CRP增高可反映疾病活动度。

4. TA的诊断依赖典型临床表现、特征性体征和影像学表现,DSA/CTA为诊断"金标准",可以明确大动脉的累及范围和管腔狭窄程度。

5. 治疗首选糖皮质激素,多数需联合免疫抑制剂或生物制剂,部分患者需外科介入手术。

一、病史采集及体格检查要点

（1）起病年龄一般小于40岁,年轻女性最常见。

（2）询问是否发热,发热持续时间和最高体温;是否有皮肤红斑和关节痛;近期有无乏力、消瘦、肢体跛行等伴随症状。

（3）重点询问是否存在以下症状:头晕、晕厥、短时期内视力减退,单侧或双侧肢体疼痛、无力、麻木、发凉,间歇性跛行。

（4）注意高血压的出现时间和程度,关注近期出现的高血压和顽固性高血压。

（5）入院前就诊的具体情况，外院诊断、用药及疗效；有无其他自身免疫性疾病史及相关家族史。

（6）四肢皮温及动脉搏动，关注是否存在无脉或脉搏不对称。

（7）测量并比较双上肢血压和双下肢血压，若上下肢收缩压相差＞40mmHg，或双上肢收缩压相差＞10mmHg，需高度警惕TA。

（8）仔细听诊颈部、锁骨上区、腹部、背部动脉杂音。

（9）观察眼底动脉。

（10）注意是否有皮疹和关节红、肿、压痛。

二、临床表现

（1）非特异性症状：可以有低热、乏力、纳差及消瘦，部分患者可出现皮肤红斑和关节疼痛，但一般程度轻。

（2）特异性症状：主要为组织器官缺血的表现。颈动脉和椎动脉累及，表现为头晕、头痛、视力减退，甚至晕厥、抽搐、昏迷等；锁骨下动脉累及，表现为单侧或双侧上肢无力麻木、疼痛发凉，甚至无脉等；可累及胸、腹主动脉及其分支，肠系膜动脉受累表现为肠功能紊乱、肠梗阻、肠坏死穿孔；肾动脉累及表现为肾性高血压、肾衰竭、肾萎缩；下肢动脉累及表现为单侧或双侧下肢无力麻木、疼痛发凉，甚至肢端坏死；肺动脉累及少见，表现为胸闷、气急，甚至咯血。约半数以上患者出现高血压。

三、鉴别诊断

（1）其他血管炎：巨细胞动脉炎、Cogan综合征、结节性多动脉炎、白塞病等。

（2）其他结缔组织病：系统性红斑狼疮、类风湿关节炎、复发性多软骨炎等。

（3）感染性疾病：梅毒、结核等累及大动脉而引起类似临床表现。

（4）动脉粥样硬化、马方氏综合征以及其他先天性疾病或肿瘤性疾病。

四、诊　断

表4-13-1　1990年美国风湿病学会（ACR）大动脉炎分类标准

1. 发病年龄≤40岁，40岁前出现症状或体征
2. 肢体间歇性运动障碍：活动时一个或多个肢体出现逐渐加重的乏力和肌肉不适，尤其以上肢明显
3. 肱动脉搏动减弱：一侧或双侧肱动脉搏动减弱
4. 双侧上肢收缩压差>10mmHg
5. 锁骨下动脉或主动脉杂音：一侧或双侧锁骨下动脉或腹主动脉闻及杂音
6. 血管造影异常：主动脉一级分支或上下肢近端的大动脉狭窄或闭塞，病变带有局灶或节段性，且不是由动脉硬化、纤维发育不良或类似原因引起

确认标准：符合以上6项中的3项者可诊断本病

注：此标准敏感性90.5%，特异性97.8%。

五、实验室检查

（1）自身抗体检查无特异性表现，ANA、可提取性核抗原、ANCA及RF等常见自身抗体均为阴性；血清抗内皮细胞抗体阳性可能有助于TA的诊断。

（2）可出现ESR和CRP升高、白蛋白降低、球蛋白增高以及贫血等非特异性表现，其中ESR和CRP可反映疾病活动度。

（3）梅毒血清学检查、PPD试验、肿瘤筛查及血培养和骨髓培养等有助于鉴别诊断。

六、辅助检查

影像学检查是明确诊断的必要条件,并可明确病变动脉的部位、程度,有助于判断疾病活动度。需根据病情和可能累及的血管选择不同检查手段。

超声检查适用于颈部和四肢动脉;DSA为诊断TA的"金标准",可以清晰显示各部位血管的管腔结构,并指导后续的外科治疗;CTA敏感性高,目前应用广泛;磁共振血管造影(MRA)与CTA类似,能显示早期的管壁水肿。

因TA累及血管多为深部动脉,且病变呈节段性,故一般较少采用动脉活检。

七、疾病活动度的评估

目前多采用Kerrs等提出的疾病活动度指标。

(1)有血管缺血或炎症的症状和体征:如间歇性跛行、脉搏减弱或无脉、血管杂音、血管性疼痛、血压不对称等。

(2)ESR增快。

(3)血管造影有异常发现。

(4)全身症状:发热、关节/骨骼/肌肉疼痛等系统炎症表现,不能用其他原因解释。

以上4项中,符合2项以上者为疾病活动。

八、治 疗

1. 治疗原则

急性期尽快抑制炎症反应,防止或减轻重要脏器损害;缓解期避免疾病复发,并可选择适当外科治疗手段以减轻并发症。

2. 内科治疗

（1）诱导缓解治疗：首选 GCs，常规剂量 1mg/(kg·d)，病情重度活动或危重患者可予大剂量甲泼尼龙 500～1000mg/d 静脉冲击治疗，3d 为一疗程，必要时可重复冲击。诱导缓解期治疗往往需要激素联合免疫抑制剂，常用的为环磷酰胺、硫唑嘌呤等，用法同系统性红斑狼疮。近年来，生物制剂的尝试应用也取得了一定疗效，IL-6 拮抗剂、TNF-α 拮抗剂均有报道治疗难治性 TA 有效；血浆置换和大剂量 IVIG 也可能有效。

（2）维持缓解治疗：经有效诱导治疗后临床症状完全缓解或稳定，血管病变无进展加重，ESR 和 CRP 水平正常，提示疾病进入稳定期，可转为维持缓解治疗。此期治疗以小剂量激素联合免疫抑制剂为主，免疫抑制剂的选择宜个体化，硫唑嘌呤、甲氨蝶呤、吗替麦考酚酯等均可使用。

3. 外科治疗

用于治疗 TA 的并发症，主要包括经皮介入治疗（经皮腔内血管成形术、支架植入术）和外科手术治疗。需注意的是，TA 活动期为外科治疗禁忌证，因此时外科治疗易引起并发症，故外科治疗应在炎症得到控制 2 个月后方可进行。

（邬秀娣　金小福）

第十四节　巨细胞动脉炎和风湿性多肌痛

1. 巨细胞动脉炎(giant cell Arteritis, GCA)是一种主要累及颈动脉颅外分支的动脉炎症性疾病,也可累及主动脉;风湿性多肌痛(polymyalgia Rheumatica, PMR)是一种以四肢近端和躯干晨僵及疼痛为特征的综合征。

2. GCA和PMR可能是一种疾病的不同阶段或不同表现,均见于50岁以上患者,欧美白种人多发,我国PMR多见,GCA少见。

3. GCA的基本病理为肌性动脉的节段性动脉壁炎症伴巨细胞浸润,可导致管腔狭窄甚至闭塞,其中颞动脉的串珠样改变是其特征性表现;而PMR的动脉炎症一般不明显。

4. GCA主要症状为发热、头痛、对称性四肢近端肌肉和躯干部位的晨僵疼痛,眼动脉受累可导致不可逆的视力受损;PMR则以发热、肌痛伴晨僵为主要表现;两者实验室检查均伴有显著增高的ESR和CRP。

5. GCA和PMR的诊断依赖典型临床表现、特征性体征和病理表现,并排除感染、肿瘤和其他自身免疫性疾病。

6. GCA和PMR的治疗首选糖皮质激素,部分需联合免疫抑制剂或IL-6拮抗剂,不推荐TnF-α拮抗剂,较少患者需介入手术。

一、病史采集及体格检查要点

（1）起病年龄一般＞50岁,平均发病年龄70岁左右。

（2）仔细询问患者是否有发热,发热持续时间和最高体温,是否伴有寒战、盗汗;关注头痛和头皮触痛,头痛性质、程度、持续时间;是否有耳道、耳廓和腮腺疼痛;有无下颌运动障碍和疼痛。

（3）仔细询问近期视力变化情况,有无一侧或双侧明显视力减退甚至失明。

（4）询问有无四肢近端肌肉和躯干肌肉疼痛晨僵,是否对称,程度和持续时间,加重和缓解因素;有无四肢小关节红、肿、热、痛。

（5）是否存在以下症状:单侧或双侧肢体疼痛、无力、麻木,间歇性跛行;肢体发凉;中枢和周围神经系统累及表现和乏力消瘦等伴随症状。

（6）入院前就诊的具体情况、外院诊断及用药、疗效;有无其他自身免疫性疾病史及相关家族史。

（7）颞动脉是否有突起、串珠样改变、触痛或无脉;头皮有无触痛;注意四肢皮温及动脉搏动,关注是否存在无脉或脉搏不对称。

（8）必须观察眼底和眼底血管,并检查双眼视野、视力;检查双耳听力。

（9）仔细听诊颈部、锁骨上区、腹部、背部动脉杂音。

（10）检查四肢近端和颈肩部、腰背部和骨盆带肌肉是否有压痛,以及肌力情况;完善神经系统体格检查。

（11）注意是否有皮疹和四肢关节红肿压痛。

二、临床表现

（1）非特异性症状:可以有长期反复发热,一般为低热,也可高达40℃;常伴乏力、纳差及消瘦。

（2）特异性症状：头痛和头皮触痛最常见，见于一半以上的患者，多为持续性，程度不等，可位于头部任何位置；四肢近端肌肉和躯干肌肉疼痛晨僵为特征性表现，一般隐匿进展，对称，早晨加重，可持续全天，影响睡眠；肌力正常，但晚期可引起肌肉萎缩。

（3）组织、器官缺血的表现：耳后动脉受累可引起耳道、耳廓和腮腺疼痛；上颌动脉和面动脉受累可致下颌跛行和疼痛；颞动脉受累可出现特征性颞动脉串珠样改变和头痛；眼动脉受累导致短期不可逆的视力减退甚至失明，还可引起复视、黑蒙和上睑下垂；颈动脉和椎动脉受累可致偏瘫和脑干病变；主动脉及其分支受累症状与大动脉炎类似。GCA一般不累及颅内血管。

三、鉴别诊断

（1）其他血管炎：大动脉炎、Cogan综合征、结节性多动脉炎、白塞病等。

（2）其他结缔组织病：肌炎、类风湿关节炎、复发性多软骨炎等。

（3）感染性疾病和肿瘤：感染性心内膜炎、结核、颅内感染或占位、淋巴瘤等。

（4）非血管炎性疾病如动脉粥样硬化：也见于老年人群，需重点鉴别。

四、诊　断

表4-14-1　1990年美国风湿病学会（ACR）GCA分类标准

1. 发病年龄≥50岁：发生症状和体征时年龄为50岁或50岁以上
2. 新发生的头痛：新发生的或新类型的局限性头痛
3. 颞动脉异常：颞动脉触痛或脉搏减弱，与颈动脉硬化无关

续表

4. ESR升高:ESR≥50(魏氏法)

5. 动脉活检异常:动脉活检显示以单核细胞为主的浸润或肉芽肿性炎症为特征的血管炎,常伴有多核巨细胞

确认标准:符合以上5条中的3条或以上者,可诊断为GCA

注:此标准敏感性93.5%,特异性91.2%。

表4-14-2　2012年欧洲抗风湿病联盟/美国风湿病学会(EULAR/ACR)
PMR暂行分类标准

评分项目	分值(不含超声检查)	分值(含超声检查)
1. 晨僵＞45min	2	2
2. 髋部疼痛或活动受限	1	1
3. RF或抗CCP抗体阴性	2	2
4. 不伴其他关节受累	1	1
5. 超声检查标准:		
（1）至少一侧肩部存在三角肌下滑囊炎和(或)肱二头肌腱鞘炎和(或)盂肱关节滑膜炎(肩侧或腋窝处),同时至少一侧髋部存在滑膜炎和(或)转子滑囊炎	—	1
（2）双肩均存在三角肌下滑囊炎、肱二头肌腱鞘炎或盂肱关节滑膜炎	—	1

确认标准:

1. 必要条件:年龄≥50岁,双肩痛且不能用其他疾病解释,CRP和(或)ESR升高;

2. 具备必要条件,且评分(不含超声检查)≥4分或评分(含超声检查))≥5分,可诊断为PMR

五、实验室检查

（1）GCA 和 PMR 一般均有 ESR 和 CRP 显著升高。

（2）可伴有轻到中度贫血、白蛋白降低和球蛋白增高，白细胞计数和分类一般正常，血小板可升高；ANA、ENA、ANCA 及 RF 等常见自身抗体均为阴性。

（3）其他检查：血清 IL-6 水平升高且与疾病活动程度平行；其他实验室检查无特异性表现。

六、辅助检查

影像学检查首选超声检查，颞动脉超声检查可出现典型的低回声晕轮征，提示血管壁水肿；不主张行颞动脉造影；X 线、CT 或 MRI 检查对关节病变有提示意义。有大动脉累及者，检查方法可参照大动脉炎。

颞动脉活检病理的特异性表现是 GCA 诊断的"金标准"，其诊断特异性为 100%。宜选择有头痛的一侧和有触痛或串珠样改变的颞动脉节段取活检，或多段双侧活检。

七、疾病活动度的评估

GCA 和 PMR 疾病活动度评估目前无统一标准。GCA 复发指征为 ESR≥40mm/h，加上以下 9 条中的至少 1 条：①发热，T≥38℃至少 1 周；②出现 PMR；③头痛、头皮痛或触痛；④失明；⑤下颌或口周疼痛；⑥肢端间歇运动障碍；⑦与血管炎一致的动脉造影异常；⑧脑缺血或脑梗死；⑨其他证实为 GCA 特点的表现。

八、治　疗

1. GCA治疗原则

当临床怀疑GCA时,应尽早使用GCs治疗,尤其是在可能或已经出现视力影响时。一般初始剂量泼尼松1mg/(kg·d),如果患者出现急性视力受损或失明,可考虑激素冲击治疗,可能对挽救视力有益。急性溶栓对急性失明完全无效。

大剂量激素治疗需2周甚至更长时间,治疗后GCA病情可趋于稳定,但激素减量过程中GCA极易复发,故激素减量需要在风湿科专业医师指导下进行,减量应十分缓慢而谨慎。

部分患者需要联合环磷酰胺等免疫抑制剂治疗。也有IL-6拮抗剂治疗帮助激素减量和维持疾病缓解的报道。甲氨蝶呤等其他免疫抑制剂也可减少复发。小剂量阿司匹林或抗凝药可降低缺血性事件的发生概率。

不推荐使用TNF-α拮抗剂。极少数有严重上肢血管累及的患者经GCs治疗后无缓解,可考虑行球囊血管成形术。

2. PMR治疗原则

无GCA表现的PMR患者,GCs的初始治疗剂量为泼尼松10～20mg/d,往往可以使临床症状显著缓解,实验室炎症指标下降。如果小剂量激素治疗有效,一般提示患者无明显血管炎;若泼尼松30mg/d治疗1周无效,需怀疑PMR的诊断,可进一步排查其他病因。病情稳定者可尽早减量激素,一般需2年甚至更长时间才能完全停药。也可联合甲氨蝶呤等免疫抑制剂以帮助泼尼松减量。

（邬秀娣　丁　健）

第十五节　小血管性血管炎

1. 小血管性血管炎包括一组累及小血管壁的自身免疫相关性的炎症性疾病,分为原发性和继发性两种。

2. 小血管性血管炎的基本病理为血管壁的炎症细胞浸润,可导致血管壁的弹力层和平滑肌层受损而形成动脉瘤,也可导致血管腔狭窄甚至闭塞。

3. 一般按病理特点分为:肉芽肿性多血管炎(GPA)、嗜酸性肉芽肿性多血管炎(EGPA)、显微镜下多血管炎(MPA)。与抗中性粒细胞胞浆抗体(ANCA)有关的又可称为AN-CA相关性血管炎(AAV)。

4. 小血管性血管炎临床表现多样,一般为多系统累及,其中皮肤、黏膜、肺、肾、神经系统受累较为突出。有些为快速进展型,可短期内导致脏器功能受损,甚至死亡。

6. 早期诊断、早期治疗是改善小血管性血管炎患者预后最主要的因素;糖皮质激素、环磷酰胺及其他免疫抑制剂、生物制剂为目前治疗小血管性血管炎的经典药物。

一、病史采集及体检检查要点

（1）起病有无诱因以及前驱症状、病程、时间、缓急。

（2）仔细询问患者起病情况及一般状况特点,如体温、皮疹、关节肿痛、口腔溃疡、体重下降、肢体麻木、胸闷、气急、咳嗽、咳痰、咯血、泡沫尿、血尿等系统症状。

（3）仔细询问和检查皮疹特点,如皮疹部位、皮疹形态和颜色、皮疹与发热是否同时出现、机械刺激能否诱发皮疹、有无瘙痒等。

（4）仔细询问和检查关节,如关节疼痛/肿胀的部位、性质、程度及持续时间,关节功能,有无晨僵及晨僵的时间,有无关节畸形;演变伴随症状

（5）入院前就诊的具体情况,外院诊断、用药及疗效。

（6）有无其他自身免疫性疾病的家族史。

（7）有无丙型肝炎、乙型肝炎等伴随疾病。

（8）体格检查重点包括检查皮疹的性质、肺部啰音、心脏大小、心率、心包摩擦音、病理性杂音、腹部体征、四肢关节、肌力及神经系统体征等。还要注意周围神经病变的性质、程度和范围,寻找外周单神经炎或多发性单神经炎的证据。

二、临床表现

（1）一般症状:常见发热、皮疹、消瘦、乏力、贫血等表现。此类表现常见,但不具备特异性。

（2）多发性单神经炎:是高度提示血管炎的临床表现之一;常见受累神经包括:腓神经、胫神经、尺神经和正中神经。

（3）皮疹:可出现皮肤结节、紫癜样皮疹、皮肤溃疡、网状青斑等多类型病变。

（4）肺肾联合受累:咯血合并血尿、蛋白尿的表现提示系统性小血管炎的存在。

三、鉴别诊断

诊断系统性小血管炎时,应与各种继发性血管炎、感染、肿瘤性疾病等鉴别;各种弥漫型结缔组织病可继发小血管炎表现,

在诊断原发性血管炎之前需首先仔细排除;感染性疾病可模拟小血管炎,需特别排除亚急性细菌性心内膜炎等疾病;某些恶性肿瘤所合并的副肿瘤综合征需进一步鉴别。

四、诊　断

1. 肉芽肿性多血管炎(GPA)

表 4-15-1　1990 年 ACR 肉芽肿性多血管炎分类标准

1. 鼻或口腔炎症(痛性或无痛性口腔溃疡、脓性或血性鼻腔分泌物)

2. 胸片有异常表现,显示结节、固定浸润影或空洞

3. 尿沉渣检查异常(镜下血尿或红细胞管型)

4. 动脉或血管周围区域活检提示肉芽肿性炎症

确认标准:4 条中符合 2 条及以上者,可诊断 GPA

注:本标准敏感性 88%,特异性 92%。

表 4-15-2　2017 年 EULAR/ACR 肉芽肿性多血管炎分类标准

项　　目	分　　值
临床表现	
1. 血性鼻腔分泌物、溃疡、结痂加鼻腔堵塞	3
2. 鼻息肉	-4
3. 听力丧失或减弱	1
4. 软骨受累	2
5. 红眼或眼痛	1
辅助检查	
1. 胞浆型抗中性粒细胞胞浆抗体(cANCA)或蛋白酶 3(PR3)抗体阳性	5
2. 嗜酸性粒细胞计数 $\geq 1 \times 10^9$/L	-3
3. 肺部影像学表现为结节、团块或空洞	2

续表

项 目	分 值
4. 活检发现肉芽肿形成	3

确认标准: 上述9项评分相加,总分≥5分者,可诊断为GPA

2. 嗜酸性肉芽肿性血管炎(EGPA)

表4-15-3　1990年ACR嗜酸性肉芽肿性血管炎分类标准

1. 支气管哮喘

2. 白细胞分类显示嗜酸性粒细胞比例超过10%

3. 单神经炎(多发性)或多神经炎

4. 影像学检查发现游走性或一过性肺部阴影

5. 副鼻窦异常

6. 活检显示小血管旁区域见嗜酸性粒细胞集聚

确认标准: 具备上述4条及以上者,可诊断EGPA

注:本标准敏感性85.0%,特异性99.7%。

3. 显微镜下多血管炎(MPA)

1990年的ACR标准(表4-15-1)仅仅制定了GPA的分类标准,该标准不能将MPA和GPA区分。2017年EULAR/ACR提出了关于GPA、EGPA和MPA分类标准的草案,通过评分加和超过阈值分类疾病并使用"减分"来除外其他小血管炎。新分类标准尚需经过临床检验。也有学者提出,患者病变组织活检如符合坏死性血管炎,但无肉芽肿证据,可诊断为MPA。

五、实验室及辅助检查

（1）所有临床表现提示血管炎的患者，均应行血清 ANCA 检测。

（2）血常规：疾病活动期，外周血白细胞显著增高，以中性粒细胞增高为主。多数患者可出现持续性进行性贫血，多为正细胞正色素性贫血，血小板计数可升高。

（3）尿常规及尿沉渣分析：所有小血管炎患者均应进行尿液分析，注意有无蛋白尿和血尿情况。

（4）肾功能检测：所有小血管炎患者均应进行血清肌酐及肌酐清除率测定，以确定有无肾脏损伤。

（5）ESR 和 CRP：疾病活动期均可增高，且程度与疾病活动相关。

（6）其他检查：ANA、免疫球蛋白、补体、肝炎病毒血清学、HIV、肝功能、血培养和骨髓培养等，有助于鉴别类似表现的其他疾病。

（7）胸片和肺部 CT（HRCT/增强 CT）：可表现为阴性、结节、空洞、出血性肺泡炎、间质性肺炎等。

（8）组织活检：对病变部位应积极取活检，以帮助证实诊断及判断预后。常见的活检部位包括皮肤、肾脏、肺、鼻窦、神经等。

（9）肌电图及神经电图检查：受累神经可出现传导速度减慢及波幅降低等表现，这些表现有助于判断神经受累部位、范围和性质（运动或感觉），并与肌源性损害相鉴别。

六、治　疗

治疗原则为控制现有症状,防治重要脏器损害,减缓疾病进展。

（1）诱导缓解治疗:对于无内脏受累或轻症的患者,可初始给予激素联合甲氨蝶呤或来氟米特治疗。标准的诱导缓解治疗通常包括 GCs 联合环磷酰胺或利妥昔单抗。对于严重的病例,可在标准方案基础上联合血浆置换治疗。诱导缓解期往往需要足量激素[1mg/(kg·d)]治疗,重要脏器受累的患者则需要冲击治疗(肺出血、急进性肾功能不全等危及生命或重要脏器功能者),甲泼尼龙针 500～1000mg/d,共 3d,为一疗程。必要时可重复冲击。对于环磷酰胺,主张静脉用药,每月一次,根据患者体表面积用药;利妥昔单抗等药物用法、用量详见第五章第八节。

（2）维持缓解治疗:患者经有效诱导缓解治疗后治疗 3～6 个月后可获得疾病缓解,此时可更换免疫抑制剂进行维持治疗,免疫抑制剂可选择硫唑嘌呤、甲氨蝶呤、吗替麦考酚酯或利妥昔单抗等。应根据患者的具体情况选择药物,具体用药方法详见第五章相关药物章节。

（薛　静　张　婷）

第十六节　白塞病(贝赫切特病)

1. 白塞病(Behçet's disease,BD),又称贝赫切特病,是一种慢性全身性血管炎症性疾病,主要表现为复发性口腔溃疡、生殖器溃疡、眼炎及皮肤损害(口-眼-生殖器三联征),也可累及血管、神经系统、消化道、肺、关节等器官。好发于16~40岁,男女发病率相似,但男性患者病情更重。

2. 免疫机制在BD发病中起主要作用,皮肤病变的组织病理表现为中性粒细胞血管炎反应。

3. 口腔溃疡、眼部病变、结节性红斑样病变、脓疱性血管炎和坏疽性脓皮病均可见于炎症性肠病,注意鉴别。

4. 仅有皮肤、黏膜病变者,可局部治疗,或联用秋水仙碱;皮肤、黏膜病变严重者,可加用沙利度胺,甚至小剂量激素或甲氨蝶呤;系统性疾病需要激素加免疫抑制剂,其中眼部病变的推荐治疗方案为激素加硫唑嘌呤。

5. BD患者预后差别较大,典型病理表现为病情加重和缓解交替。

一、病史采集及体检要点

(1) 起病诱因、病程、时间、缓急。

(2) 询问并检查口腔溃疡和生殖器溃疡的数量、部位、持续时间、是否疼痛、是否遗留瘢痕。

(3) 询问并检查患者全身皮肤状况,观察是否存在结节性红斑、坏疽性脓皮病、皮肤血管炎、痤疮样病变、假性毛囊炎及针刺反应。

（4）询问患者有无发热、关节肿痛、眼红、视力下降、头晕、头痛、腹痛、腹泻、咳嗽、咳痰、胸闷、胸痛等。

（5）询问有无反复口腔溃疡或BD家族史。

（6）入院前就诊的具体情况，外院诊断、用药及疗效。

（7）体格检查重点包括口腔（生殖器）溃疡的部位、大小、颜色；皮疹的分布、颜色、是否高出皮肤、有无局部皮温升高、有无触痛；受累关节的范围（数目）、压痛及肿胀程度，有无关节积液，以及有无关节畸形、脱位和关节活动度、肌力（握力）。观察有无皮下结节、外周淋巴结肿大、肺部啰音、胸膜及心包摩擦音、心率、心脏杂音；神经系统查体关注有无脑膜刺激征、神经系统定位体征等。

二、临床表现

患者全身各系统均可受累。

（1）口腔溃疡：常为首发症状，且为诊断必备特征。口腔溃疡常成批出现，一般3～10个，但也有颊黏膜、牙龈、口唇等处单发溃疡，边缘清楚，底部有黄色覆盖物，边缘红晕，消退后不留瘢痕。口腔溃疡常为痛性溃疡。

（2）生殖器溃疡：好发于男性阴囊、阴茎和女性外阴、阴道黏膜处，与口腔溃疡类似，但症状更重，可因溃疡深而致大出血，常遗留瘢痕，不易复发。

（3）眼炎：常见的眼部受累主要为色素膜炎，表现为视物模糊、视力减退、眼球充血、畏光流泪、异物感等，出现葡萄膜炎和视网膜炎后可影响视力，是本病致残的主要原因。

（4）皮肤：表现多种多样，有结节性红斑样病变、针刺后炎症反应、脓疱疹、丘疹、痤疮样皮疹、假性毛囊炎等。

（5）关节炎：典型表现为非侵蚀性、炎症性、对称性或非对称性的寡关节炎，膝、腕、踝和肘关节最常受累。

（6）其他系统：①神经系统：中枢神经受累表现为头痛、假性球麻痹、癫痫、无菌性脑膜炎、视乳头水肿、偏瘫、感觉障碍、精神异常等；周围神经病变少见。②消化道：全消化道均可累及，严重者溃疡穿孔。③血管表现：动脉血管表现为动脉狭窄、动脉瘤；静脉血管表现为浅表或深部血栓性静脉炎、静脉血栓。④其他：局限性、非对称性关节炎，肺、肾脏、心脏损害，附睾炎等。

三、鉴别诊断

在BD诊断中，口腔溃疡应与单纯复发性口腔溃疡、维生素缺乏、病毒感染导致的口腔溃疡等相鉴别；皮肤损害应与其他类型血管炎、皮肤病相鉴别；关节受累应与血清阴性脊柱关节病、类风湿关节炎、骨关节炎等相鉴别；肠白塞应与炎症性肠病、肠结核、淋巴瘤等疾病相鉴别；眼、口、生殖器病变同时存在还应与副肿瘤天疱疮及病毒感染（如AIDS等）鉴别。

四、诊　断

表4-16-1　1989年国际白塞病分类标准

---

1. 反复口腔溃疡：每年至少3次肯定的阿弗他溃疡/疱疹性溃疡

2. 反复生殖器溃疡：由医生或患者自己观察到的生殖器溃疡/瘢痕

3. 眼病变：包括前葡萄膜炎、后葡萄膜炎、视网膜血管炎、裂隙灯下观察到玻璃体内有细胞出现

4. 皮肤病变：由医生或患者自己观察到的结节红斑、假性毛囊炎、丘疹性脓疱疹或青春期后出现的痤疮样结节（未曾使用糖皮质激素）

5. 针刺反应阳性：针刺后24～48h由医生判断结果

确认标准：满足第1项，并有第2～5项中任何2项相继或同时出现，可诊断BD

表4-16-2　2014年国际白塞病分类标准

项　目	得　分
1. 口腔溃疡	2
2. 生殖器溃疡	2
3. 眼部损害	2
4. 皮肤损害	1
5. 神经系统表现	1
6. 血管表现	1
7. 针刺试验阳性	1

确认标准:以上7个项目得分之和≥4分,可诊断BD

五、实验室检查

（1）无特异性的实验室检查指标,活动期可有ESR、CRP升高。

（2）皮损组织病理:中性粒细胞血管反应或典型白细胞破碎性血管炎。真皮毛细血管或小静脉壁镜检可发现中性粒细胞浸润、核尘和红细胞外渗,伴有或不伴有纤维素样坏死。

（3）滑膜活检:显示中性粒细胞反应,偶有浆细胞和淋巴细胞浸润。免疫荧光显微镜显示滑膜免疫球蛋白沉积,IgG为主。关节滑液分析:白细胞计数升高,以中性粒细胞为主,葡萄糖水平正常。

（4）针刺反应试验:用20～21号无菌针头在患者前臂屈面斜行刺入0.5cm,在24～48h后局部出现直径>2mm的毛囊炎样小红点或脓疱样改变者为阳性。此试验的特异性比较高,且与疾病活动性相关。静脉穿刺或微小的皮肤创伤后出现类似的皮损具有同样的诊断价值。

六、治　疗

本病的治疗目的为控制现有症状,防治重要脏器损害,减缓疾病进展。

1. 一般治疗

急性活动期患者应卧床休息,间歇期以预防复发为主。

2. 局部治疗

对于口腔溃疡,可局部用激素软膏、冰硼散等;对于生殖器溃疡,可用1:5000高锰酸钾清洗后加用抗生素软膏;对于眼部损害,可由眼科医生协助治疗,可球后注射GCs。

3. 药物治疗

(1) NSAIDs:对结节性红斑、关节炎、溃疡疼痛有一定疗效。

(2) 秋水仙碱:对结节性红斑、关节炎、黏膜溃疡、眼色素膜炎有帮助,剂量为0.5mg,每日两~三次。

(3) 沙利度胺:用于黏膜溃疡及皮肤病变,妊娠妇女禁用,剂量为50~150mg/d。

(4) GCs:根据病情严重程度酌情使用,与免疫抑制剂联合效果更好。适用于急性虹睫炎、神经病变、对其他抗炎药无效的关节炎、多发持久的结节性红斑、脑硬膜窦血栓形成。除重要脏器受累外,一般小剂量使用。

(5) 硫唑嘌呤:多系统病变的主要用药,剂量为2~2.5mg/(kg·d),眼白塞病的首选。

(6) 甲氨蝶呤:用于神经系统病变及皮肤黏膜病变、关节病变、眼炎,剂量为7.5~15mg/w。

(7) 环磷酰胺:用于急性中枢神经系统损害或肺血管炎、眼炎。

(8) 环孢素 A:用于眼白塞病,剂量为3~5mg/(kg·d)。白塞病患者有严重眼部疾病(指在 10/10 尺度下视力降低 2 行或/和视网膜病变,包括视网膜血管炎或黄斑受累),建议使用环孢素 A,或英夫利西单抗联合硫唑嘌呤和激素,也可使用 α-干扰素联合或不联合激素治疗。环孢素 A 不用于合并中枢神经受累的白塞病患者,除非有眼内炎症。

(9)柳氮磺吡啶:用于肠白塞病或关节炎,剂量为 3～4g/d,分 3～4 次使用。

(10)生物制剂:TNF-α 抑制剂,如英夫利西单抗、阿达木单抗、依那西普,均有治疗白塞病的报道,尤其对于葡萄膜炎、中枢神经受累等,起效迅速,但停药后容易复发。近年来有报道用托珠单抗、抗 CD20 单抗治疗白塞病的病例。

表 4-16-3　白塞病的治疗

仅有皮肤、黏膜病变
　　局部应用、病灶内注射 GCs 或喷剂喷涂病灶、局部应用硫糖铝、局部应用麻醉剂、秋水仙碱(0.5～1.5mg/d)、氨苯砜(50～150mg/d)

严重皮肤、黏膜病变
　　沙利度胺(50～150mg/d)、甲氨蝶呤(7.5～15mg/w)、泼尼松、干扰素 α(300 万～900 万 U/w)

系统性疾病
　　泼尼松、硫唑嘌呤、苯丁酸氮芥、环磷酰胺、环孢素、吗替麦考酚酯、静脉滴注免疫球蛋白、抗肿瘤坏死因子 α 制剂(阿达木单抗、依那西普、英夫利西单抗)、托珠单抗、抗 CD20 单抗

(王文龙　　邬秀娣)

第十七节　幼年特发性关节炎

1. 幼年特发性关节炎(juvenile idiopathic arthritis,JIA)是儿童时期最常见的风湿免疫性疾病,指16岁以下青少年或儿童不明原因的关节炎持续6周以上者。发病率为2/10万~20/10万。参照2001国际抗风湿病联盟(EULAR)的分类标准,JIA被分为七型。

2. JIA关节表现的病理基础为滑膜炎,关节外表现的病理基础为血管炎。未经正规治疗的JIA可迁延不愈,出现关节软骨和骨破坏及脏器损害,最终导致关节畸形、功能丧失和严重并发症。

3. 全身型JIA可出现巨噬细胞活化综合征,有一定致死性,需高度警惕。

4. JIA的诊断是一项排他性诊断,需根据患者的临床表现、实验室检查及影像学检查结果综合判断。与成人相比,JIA患者RF及抗CCP抗体滴度阳性率较低,与预后相关。

5. 甲氨蝶呤、柳氮磺吡啶、来氟米特等传统DMARDs同样是治疗JIA的基础用药。生物制剂相对传统药物缓解率更高,全身型JIA首选IL-6拮抗剂,关节型JIA首选TNF-α抑制剂。

6. 在JIA治疗过程中需定期对病情进行评估,评估工具首选JADAS27。需关注儿童因关节病变导致的骨骼畸形及生长迟缓。

一、病史采集及体格检查要点

（1）起病时间、缓急，发病前有无呼吸道感染、腹泻、尿道炎、结膜炎等病史。

（2）关节受累特点如下。单关节、少关节还是多关节；大关节还是小关节受累；是否对称；是外周关节还是中轴关节受累；有无晨僵及持续时间等。

（3）有无发热、皮疹、咳嗽咳痰、眼红畏光、脱发、口腔溃疡、雷诺现象等关节外表现。有无生长发育迟缓。

（4）有无外伤史、运动损伤史、结核病接触史。

（5）有无类风湿关节炎、强直性脊柱炎、银屑病及其他自身免疫性疾病家族史。男性患儿需特别注意询问血液系统疾病，比如血友病病史。

（6）体格检查要点包括有无贫血貌、皮疹、淋巴结及肝脾肿大；受累关节的范围（数目）、压痛及肿胀程度，有无关节积液、关节畸形和关节活动度，肌肉萎缩程度，关节受累的肢体与对侧是否等长，部分可出现张口受限、小颌畸形；有无关节过度活动（Beighton评分≥5分）。

二、临床特点

EULAR将JIA分为以下7个类型。

1. 全身型JIA

发病年龄高峰期为1～6岁，无性别差异。每日发热，至少持续2周以上，伴有关节炎，同时伴随以下一项或更多症状：①短暂的、非固定的红斑样皮疹，热时出疹明显。②全身淋巴结肿大。③肝、脾肿大。④浆膜炎。

全身型JIA具有以下临床特点：

（1）发热间歇期患者精神如常。

（2）关节炎可与发热同时出现，也可在发热数周或数月后才出现。

（3）JIA的并发症中，心包填塞、系统性血管炎、巨噬细胞活化综合征可致死，需高度警惕。

2. 少关节型 JIA

发病最初6个月，1～4个关节受累。少关节型JIA占全部JIA的40%。女孩多见，年龄多＜6岁，ANA阳性率高，易发生慢性虹膜睫状体炎。下肢大关节，如膝、踝多发，非对称性，致两下肢长度不等，但髋部很少受累，全身症状少。

3. 多关节型（RF阳性）

发病最初6个月，5个以上关节受累，RF阳性。女孩多见，多为年长儿，手足对称性小关节受累，致畸性高。

4. 多关节型（RF阴性）

发病最初6个月，5个以上关节受累，RF阴性。临床特点可为幼儿起病的不对称性关节炎，与少关节型相似；也可为血清阴性的对称性小关节炎。

5. 附着点炎相关性关节炎（ERA）

关节炎合并附着点炎症，或关节炎，或附着点炎症，伴有下列情况中至少2项：①骶髂关节压痛或炎症性腰骶部及脊柱疼痛，而不局限在颈椎。②HLA-B27阳性。③8岁以上发病的男性患儿。④家族史中一级亲属有HLA-B27相关的疾病（强直性脊柱炎、与附着点炎症相关的关节炎、色素膜炎或骶髂关节炎）。

ERA具有以下临床特点：

（1）疼痛发生于肌腱附着在骨的部位，好发于足跟、跟腱、胫骨粗隆、骶髂关节等。

（2）外周关节发生率高，达80%，主要是下肢大关节（髋、膝、踝),非对称性少关节炎,常有臀部疼痛。

6. 银屑病性JIA

1个或更多的关节炎合并银屑病,或关节炎合并以下任何2项:

(1) 指(趾)炎。

(2) 指甲凹陷或指甲脱离。

(3) 家族中一级亲属有银屑病。

7. 未定类的JIA

不符合上述任何一项,或符合上述两项以上者。

三、诊　断

JIA的诊断是排他性诊断,需要排除儿童时期其他可引起关节炎的疾病,如感染、肿瘤、外伤等。各型的诊断与成人有相似之处,又有儿童时期的特点。比如全身型JIA较成人斯蒂尔病更易出现巨噬细胞活化综合征;与附着点炎症相关的关节炎与成人脊柱关节病概念相似,疾病可进展为强直性脊柱炎,但外周关节受累发生率明显高于成人,影像学上的骶髂关节炎并非诊断必备条件。

四、鉴别诊断

全身型需与各种病原体导致的发热及恶性肿瘤(白血病、淋巴瘤)、急性风湿热、周期性发热综合征等风湿免疫性疾病相鉴别。关节型JIA需与感染性关节炎、反应性关节炎、关节过度伸展综合征、肿瘤、其他风湿免疫性疾病、免疫缺陷病(选择性免疫球蛋白A缺乏,低丙种球蛋白血症)相关的关节炎相鉴别。

五、实验室及辅助检查

（1）血常规：白细胞总数升高或正常，以中性粒细胞升高为主，全身型JIA患者这一表现较为显著。可有轻中度贫血，多为正细胞低色素性贫血。

（2）ESR、CRP：评价病情活动度的指标，也可反映疗效。

（3）RF、抗CCP抗体：儿童阳性率低，仅见于多关节型RF阳性，对关节破坏有预测作用。

（4）抗核抗体：约40%患者阳性，阳性者患虹膜睫状体炎风险增高。该抗体阳性与病情活动度无关。

六、病情评估

常用的JIA病情活动度评分工具包括ACR儿科6个核心纲要、DAS28、JADAS27等，JADAS27具有更好的计量特性。

七、治　疗

1. 治疗原则

治疗策略为严密控制，达标治疗。达标治疗是改善患者预后的关键。治疗目的包括缓解疼痛，减轻炎症，保护关节结构，维持功能，控制系统受累。

2. 一般治疗

加强患儿教育和家庭教育，使患儿配合物理治疗。疼痛控制后鼓励患儿正常活动，积极参加体育锻炼。

3. 药物治疗

（1）NASIDs：用于关节炎，控制发热，起效快，但不能延缓关节破坏，病情缓解后逐渐减量至停用。儿童常用萘普生、双氯酚酸、布洛芬、塞来昔布。一种NASIDs无效，可换用另一种，但不能同时使用两种。

（2）DMARDs：起效慢，可减少关节破坏，降低致残率，需长期使用。常用的有甲氨蝶呤、柳氮磺吡啶、来氟米特、硫酸羟氯喹。一种药物效果不佳时可联用另一种药物。

（3）GCs：用于有全身症状的患儿、难治性病例和有虹膜睫状体炎的患儿。①少关节型：局部关节腔内注射曲安奈德；合并虹膜睫状体炎时可全身应用。②多关节型：用 NSAIDs 及 DMARDs 后关节仍有炎症活动者，可短暂给予小剂量泼尼松片 0.1～0.2mg/(kg·d)口服，缓解后尽快减停。③全身型：泼尼松片 0.5～2mg/(kg·d)，必要时大剂量甲泼尼龙针 10～30mg/(kg·d)冲击治疗。

（4）生物制剂：TNF-α抑制剂（依那西普、英夫利西单抗、阿达木单抗）多用于关节型 JIA，IL-6 拮抗剂（托珠单抗）多用于全身型 JIA。

4. 手术治疗

晚期关节畸形及功能受限明显的患者，在病情稳定期可考虑行矫形手术。

（叶晓华　郑雯洁）

附表：儿童风湿免疫性疾病常用药物剂量推荐

药　名	起始年龄	剂　量	次数	每日最大剂量(mg)
萘普生	2岁	10～20mg/(kg·d)	Bid	1000
布洛芬	6个月	30～40mg/(kg·d)	Tid/Qid	2400
吲哚美辛	新生儿	1.5～3mg/(kg·d)	Tid	200
双氯芬酸	6个月	1～3mg/(kg·d)	Bid/Tid	150
美洛昔康	2岁	0.25mg/(kg·d)	Qd/Bid	15
塞来昔布	2岁	6～12mg/(kg·d)	Qd/Bid	400
甲氨蝶呤	2岁	10～15mg/m²	Qw	12.5（每周）
柳氮磺吡啶	2岁	从10mg/(kg·d)开始，每周增加10mg/(kg·d)直至达到有效剂量30～50mg/(kg·d)	Bid/Tid	2000
来氟米特	2岁	0.2～0.4mg/(kg·d)	Qd	20
羟氯喹	2岁	5～6mg/(kg·d)	Qd/Bid	400

注：Qd：每日一次；Bid：每日两次；Tid：每日三次；Qid：每日四次；Qw：每周一次。

第十八节　风湿热和链球菌感染后反应性关节炎

1. 链球菌感染后反应性关节炎（poststreptococcal reactive arthritis, PSRA）是指有咽峡炎、抗链球菌溶血素"O"（ASO）滴度升高的近期链球菌感染证据，有发热、关节炎、血清CRP增高及ESR增快等表现，而又未达到风湿热诊断标准的疾病。

2. PSRA发病年龄具有双峰性，多见于8～14岁及21～37岁人群，性别无显著差异。

3. PSRA潜伏期短（10天之内），对水杨酸类药物的反应不如风湿热显著。

4. 大关节、小关节及中轴关节均可受累，表现为非游走性持续性关节肿痛，部分患者可反复发作。

5. 急性期以水杨酸或NSAIDs为基础治疗，并予肃清感染治疗，后续建议长效青霉素预防性治疗至少1年。

一、病史采集及体格检查要点

（1）前驱感染症状、关节炎出现时间、缓急，注意有无咽峡炎及皮肤感染病史。

（2）关节受累特点，是否有游走性、持续性关节痛，是否存在晨僵。

（3）有无发热、咽痛、眼红、尿色发红、尿频、尿急、尿痛、胸闷、心悸、腹痛等症状,有无皮下结节、环形红斑、不自主运动。

(4)体格检查要点包括有无咽炎、扁桃体炎、贫血貌、皮疹、淋巴结肿大、心脏杂音、心律不齐等。受累关节的范围(数目)、压痛及肿胀程度。注意神经系统查体,有无感觉丧失、肌力和肌张力的改变。关节外病变,注意观察有无皮下结节、外周淋巴结肿大、肺部啰音、胸膜及心包摩擦音、周围神经系统异常等。

二、临床表现

可有低热、皮疹,约一半患者出现晨僵。

1. 关 节

以下肢非对称性大关节炎多见,可累及小关节和中轴关节,大部分表现为非游走性关节炎。约10%患者仅表现为关节痛。反复发作者可出现受累关节畸形、强直。

2. 心脏炎

心脏炎的发生率报道不一,有文献报道随访18个月时发现患者有心脏瓣膜病变。2009美国心脏学会建议对于PSRA患者应随访数月至1年,以监测其心脏受累情况,随访期间予预防性青霉素治疗。

3. 肾 脏

可出现肾脏受累,出现血尿、蛋白尿,但发生率低,极少进展为慢性肾炎。

三、诊 断

表4-18-1 1997年Ayoub描述的PSRA诊断标准

1. 典型的关节炎	(1)急性起病的关节炎:对称性或不对称性,一般为非游走性,可累及任何关节
	(2)持续性或反复出现
	(3)水杨酸或其他NSAIDs疗效差

续表

2. 关节症状出现前有链球菌 A 感染依据	（1）咽拭子培养检出链球菌或快速抗原检测试验（RADT）阳性 （2）血清学：ASO 升高或抗 DNase B 阳性
3. 不满足标准风湿热的 Jones 诊断	

四、鉴别诊断

在 PSRA 诊断中，应注意与急性风湿热（ARF）、反应性关节炎、类风湿关节炎、痛风性关节炎、血清阴性脊柱关节病、系统性红斑狼疮、干燥综合征及硬皮病等其他结缔组织病所致的关节炎相鉴别，以及非风湿性疾病导致的多关节炎，如感染、副肿瘤综合征等相鉴别。PSRA 与风湿热的鉴别详见表 4-18-2。

表 4-18-2　PSRA 与 ARF 的鉴别诊断

项　目	PSRA	ARF
发病年龄	双峰：8～14 岁和 21～37 岁	5～15 岁，高峰期 12 岁
链球菌感染后潜伏期	7～10 天	10～28 天
受累关节	非游走性，持续性可累及大、小、中轴关节	游走性，暂时性多累及大关节
CRP	中度升高	显著升高
关节炎对水杨酸或 NSAIDs 药物的治疗反应	疗效差或一般	疗效显著
遗传标志物	HLA-DRB1*01 常见	HLA-DRB1*16 常见
心脏炎	少见	主要诊断标准，60%～70%患者出现
预防性抗生素治疗	若无心脏受累，建议治疗 1 年	长期抗生素预防治疗

五、实验室及辅助检查

（1）血常规：急性期可有白细胞计数增高。慢性患者可出现轻度正细胞性贫血。

（2）ESR 和 CRP 升高：见于75%的病例。

（3）病原学检查：咽拭子培养检出链球菌或快速抗原检测法阳性。由于潜伏期短,故培养阳性率高于风湿热。

（4）ASO 升高或抗 DNA 酶 B 阳性：ASO 在链球菌感染后1周开始升高,3～6周达高峰,持续数月至数年不等。ASO 滴度大于实验室正常值2个标准差以上或2～3周后复查滴度升高1倍以上,提示近期感染。

（5）RF 和 ANA 通常阴性。

六、治 疗

1. 一般治疗

急性关节炎时患者可卧床休息,但应避免用夹板固定关节以免引起关节强直和肌肉萎缩。当急性炎症缓解后,应尽早开始关节功能锻炼。

2. 药物治疗

（1）NSAIDs：是主要治疗药物,除阿司匹林外,其他 NSAIDs 药物如萘普生、布洛芬均可选。

（2）抗生素预防性治疗：分初始预防和后续预防。初始预防的目的为肃清感染灶,口服或静脉滴注青霉素,疗程10天。对青霉素过敏者,可选用克林霉素、红霉素、阿奇霉素或克拉霉素。后续预防的目的是预防心脏瓣膜病变,但对于是否进行后续预防,目前意见尚不一致。部分学者认为 PSRA 引起心脏瓣膜病变发生率低,不主张进行长期预防性青霉素治疗。美国心脏学会则建议长效青霉素预防性治疗1年。若无心脏累及依据,就可停止预防治疗;若累及心脏,则按风湿热治疗,予长期青霉素预防性治疗。推荐预防剂量:苄星青霉素60万U(≤27kg)或120万U(＞27kg),每4周一次,肌肉注射。对青霉素过敏者可选用大环内酯类或磺胺嘧啶。

（3）DMARDs:DMARDs的使用目前仍有争议。当关节症状持续3个月以上,NSAIDs药物不能控制,或存在关节破坏的证据时,可考虑加用慢作用抗风湿药。

（4）GCs:对NSAIDs不能缓解症状的个别患者,可短期使用小剂量GCs。

3. 手术治疗

对有反复扁桃体感染的患者,可在扁桃体感染控制后2～4个月,予以手术摘除扁桃体。

（叶晓华　郑雯洁）

第五章

风湿免疫性疾病常用治疗药物及技术

第一节 非甾体类抗炎药

1. 非甾体类抗炎药(non-steroidal anti-inflammatory drugs, NSAIDs)是一大类不含皮质激素,但具有抗炎、解热、镇痛作用的药物。NSAIDs临床应用广泛,为仅次于抗菌药物和维生素的第三大类药物。

2. NSAIDs主要作用机制是抑制环氧合酶(COX),从而抑制花生四烯酸转化为前列腺素,因此具有抗炎、解热、镇痛的作用。

3. 根据对COX抑制作用选择性的不同,NSAIDs可分为三大类:选择性COX-1抑制剂(小剂量阿司匹林),非选择性COX抑制剂(大剂量阿司匹林、布洛芬、萘普生、吲哚美辛、吡罗昔康、美洛昔康等),选择性COX-2抑制剂(塞来昔布、依托考昔、艾瑞昔布等)。

4. NSAIDs的主要不良反应包括:胃肠道反应、肾脏损害、肝功能异常、心血管损害、变态反应及凝血功能异常。有些不良反应甚至可以是致命的,使用前应评估患者胃肠道、心血管、肾脏等风险,使用过程中需注意监测。

5. 严格掌握适应证和禁忌证,避免长期大剂量使用,避免两种NSAIDs同时使用。

一、NSAIDs作用机制

抑制COX,从而抑制花生四烯酸转化为前列腺素,发挥抗炎、解热、镇痛等作用。

二、NSAIDs 的分类

1. 根据化学结构分类

根据化学结构分类,NSAIDs 可分为水杨酸类(阿司匹林)、丙酸类(布洛芬)、苯乙酸类(双氯芬酸)、吲哚乙酸类(吲哚美辛)、吡咯乙酸类(托美丁)、吡唑酮类(保泰松)、昔康类(美洛昔康)和昔布类(塞来昔布)。

2. 根据对 COX 选择性抑制作用的不同分类

人体主要存在两种 COX,即 COX-1 和 COX-2。COX-1 是结构酶,人体正常情况下即存在,具有胃黏膜保护作用;COX-2 是诱导酶,在炎症时才大量表达,会加重疼痛和炎症反应。

(1)选择性 COX-1 抑制剂:小剂量阿司匹林,主要用于心脑血管高危人群,降低心脑血管并发症及栓塞事件。

(2)非选择性 COX 抑制剂:大剂量阿司匹林、布洛芬、萘普生、吲哚美辛、双氯芬酸钠、洛索洛芬钠、吡罗昔康和美洛昔康等,同时抑制 COX-1 和 COX-2。

(3)选择性 COX-2 抑制剂:塞来昔布、依托考昔、艾瑞昔布等,针对性地抑制 COX-2,减少胃肠道损伤等副作用。

三、NSAIDs 的药理作用

(1)解热作用:NSAIDs 通过抑制中枢前列腺素的合成发挥解热作用,这类药物只能使发热者体温下降,但对正常体温没有影响。其解热作用只是对症治疗,不能去除病因。

(2)镇痛作用:NSAIDs 可抑制前列腺素的合成;抑制淋巴细胞活性和活化的 T 淋巴细胞的分化,减少对传入神经末梢的刺激;直接作用于伤害性感受器,阻止致痛物质的形成和释放。对慢性疼痛(如头痛、关节肌肉疼痛、牙痛等)效果较好,对各种创伤引起的剧烈疼痛和内脏平滑肌绞痛无效。

（3）消炎作用：NSAIDs通过抑制前列腺素的合成，抑制白细胞的聚集，减少缓激肽的形成以及抑制血小板的凝集等发挥消炎作用。NSAIDs对控制轻、中度风湿免疫性炎症疗效肯定。

（4）其他作用：NSAIDs还可抑制血小板聚集，对肿瘤的发生、发展及转移可能有抑制作用。此外尚有预防和延缓阿尔茨海默病发病、延缓角膜老化等作用。

四、NSAIDs的副作用

（1）胃肠道损伤：可引起胃、十二指肠溃疡，严重者可导致消化道出血或穿孔。引起胃肠道损伤的高危因素有：患者高龄、原有消化道溃疡、同时使用GCs、大剂量使用NSAIDs、同时使用抗凝剂或饮酒等。

（2）肾脏损害：急性肾小管坏死、间质性肾炎、水钠潴留、肾乳头坏死等。

（3）心血管不良反应：加重心衰、心肌梗死、高血压等。

（4）肝脏损害：使用NSAIDs时，患者转氨酶升高较常见，但极少出现严重肝损害。但长期大剂量使用对乙酰氨基酚或含有双氯芬酸钠的药物（包括扶他林乳膏）有可能诱发严重肝损害，需注意。

（5）变态反应：可出现荨麻疹、瘙痒、血管性水肿等，还可诱发哮喘，以阿司匹林最常见。

（6）其他不良反应：降低白细胞；抑制血小板聚集，使出血时间延长，但只有阿司匹林引起的出血时间延长是不可逆的。

五、NSAIDs的使用原则

（1）严格掌握NSAIDs的适应证和禁忌证，避免滥用。

（2）注重 NSAIDs 的种类、剂型和剂量的个体化。

（3）尽可能使用最低有效剂量及短疗程。

（4）一般先选用一种 NSAIDs，使用 1～2 周后若无效再换用另一种剂型、剂量。

（5）应避免同时使用两种或两种以上 NSAIDs，因这样使用疗效不叠加而不良反应增加。

（6）使用 NSAIDs 时可适当加用护胃药，尤其是对有消化道溃疡病史的患者，宜选用选择性 COX-2 抑制剂或其他 NSAIDs 加质子泵抑制剂。

（7）老年人宜用半衰期短的 NSAIDs。

（8）心血管高危人群应谨慎选用 NSAIDs，尤其是选择性 COX-2 抑制剂。

（9）肾功能不全者慎用 NSAIDs。

（10）使用过程中注意定期监测血常规、尿常规、大便常规和肝、肾功能。

（杜红卫　王宏智）

第二节　糖皮质激素

---

1. 糖皮质激素(GCs)由肾上腺皮质束状带分泌,在生理状态下是维持机体正常物质代谢所必需的一种甾体类激素。

2. 在超生理剂量时,GCs具有强大的抗炎、抗过敏、抗休克、抑制免疫等多种作用,因此GCs在临床上应用广泛。

3. GCs虽然临床用途很多,但副作用也很多,有些副作用甚至是致命的,因此在使用GCs时应权衡利弊,严格掌握适应证及禁忌证。

4. 在用于治疗疾病的过程中,若GCs过早减量或停药,患者病情可出现反复。

5. 根据作用时间的长短,GCs可分为短效制剂(氢化可的松或可的松)、中效制剂(泼尼松、泼尼松龙、甲基泼尼松龙)及长效制剂(地塞米松、倍他米松)。

6. GCs的使用需遵循个体化原则,只有正确、合理地应用,才能在提高其疗效的同时减少不良反应的发生。

一、GCs的生理作用

(1) 对糖代谢的影响:促进糖原异生,抑制组织对葡萄糖的摄取和利用,从而使血糖升高。

(2) 对蛋白质代谢的影响:抑制蛋白质合成,促进蛋白质的分解代谢,导致负氮平衡。

(3) 对脂肪代谢的影响:可升高血浆胆固醇水平,促进脂肪在体内重新分布。

（4）对电解质代谢的影响：生理浓度的GCs可促进钠的再吸收及钾、钙、磷的排泄，具有保钠、排钾、降低钙和磷的作用。

（5）对水代谢的影响：促进肾远曲小管及集合管对水的重吸收，引起水钠潴留。

二、GCs的药理作用

1. 抗炎作用

可抑制感染性或非感染性炎症反应，减轻急性炎症期炎性渗出及炎症细胞浸润；减轻炎症后期纤维化、粘连及瘢痕的形成。

2. 免疫抑制作用

小剂量时主要抑制细胞免疫；大剂量时抑制B细胞转化为浆细胞，从而减少抗体生成，抑制体液免疫。

3. 抗休克作用

扩张痉挛、收缩的血管；减少心肌抑制因子的形成，增加心肌收缩力；稳定溶酶体膜。

4. 抗毒作用

提高机体对细菌内毒素的耐受力，减轻内毒素对机体的损害；减少缓激肽、前列腺素等的产生。

5. 其他作用

（1）退热：可能与抑制体温中枢对致热原的反应、稳定溶酶体膜、减少内源性致热原的释放有关。

（2）促进骨髓造血：使红细胞、血红蛋白、血小板、纤维蛋白原含量增加；使血中性粒细胞的数量增加，但功能下降；另一方面，导致血淋巴细胞、单核细胞和嗜酸性粒细胞计数明显减少。

（3）对骨骼的影响：抑制成骨细胞的活力，促进胶原和骨基质的分解,使骨盐不易沉着,导致骨质疏松。

（4）对中枢神经系统的影响:提高中枢神经系统兴奋性。

（5）对胃肠道的影响:可增加胃酸及胃蛋白酶的分泌,增强食欲,促进消化;同时使胃黏膜的自我保护与修复能力削弱,诱发或加重溃疡。

三、GCs的分类(按半衰期)

（1）短效制剂(半衰期<12h):包括可的松、氢化可的松,适用于肾上腺皮质功能不全的替代治疗。

（2）中效制剂(半衰期12~36h):包括泼尼松(强的松)、泼尼松龙、甲泼尼龙(甲强龙),适用于自身免疫性疾病的治疗。

（3）长效制剂(半衰期36~54h):包括地塞米松、倍他米松,适用于短期应用。

（4）改变剂型的超长效制剂:复方倍他米松注射液。

四、GCs使用剂量

（1）小剂量(small dose):泼尼松≤15mg/d。

（2）中剂量(moderate dose):泼尼松0.5mg/(kg·d)左右。

（3）足量(full dose):泼尼松30~100mg/d或1mg/(kg·d)左右。

（4）冲击量(pulse dose):甲泼尼龙500~1000mg/d。

五、GCs的适应证

（1）替代疗法:用于原发性或继发性肾上腺皮质功能减退。

（2）重症感染:用于抗炎和减少渗出,但不能消除病因,不具有抗感染作用,必须与足量、有效的抗感染药物同时使用。

（3）防止炎症后遗症:防止重要脏器或重要组织粘连、纤维化和疤痕形成。

（4）自身免疫性疾病：系统性自身免疫性疾病（风湿免疫性疾病）、自身免疫性肾脏疾病、自身免疫性脑炎、甲状腺疾病等。

（5）器官移植：移植后抗排异作用等。

（6）过敏性疾病：抗炎、抗过敏作用，用于荨麻疹、过敏性鼻炎、哮喘等。

（7）各种严重休克：包括中毒性休克、过敏性休克和低血容量性休克等。

（8）各种血液病：用于白血病、淋巴瘤、再生障碍性贫血等的治疗。

（9）局部应用：用于眼科、皮肤科疾病的治疗等。

六、GCs在风湿免疫性疾病中的应用

（1）痛风急性发作：肌注复方倍他米松；全身或局部应用，全身应用可口服或静脉使用。

（2）类风湿关节炎：口服小剂量泼尼松可缓解关节症状、控制关节炎症，适当应用有助于延缓骨侵蚀；关节外受累严重时可使用中～大剂量GCs，以诱导疾病缓解。

（3）系统性红斑狼疮：中、小剂量GCs可改善系统性红斑狼疮的一般症状、关节炎、浆膜炎和皮肤、黏膜病变等；根据疾病活动度及是否有重要脏器受累，选择不同剂量；冲击治疗多用于多系统严重受累或出现急进性新月体肾炎、狼疮性脑病、重度血小板减少、出血性肺泡炎等危及生命或重要脏器功能的情况。

（4）皮肌炎/多发性肌炎：首选激素治疗诱导缓解，一般选择足量激素治疗，重症者可应用激素冲击治疗。

（5）系统性血管炎：如大动脉炎、巨细胞动脉炎、川崎病、结节性多动脉炎、肉芽肿性多血管炎、嗜酸性肉芽肿性血管炎、显

微镜下多血管炎、白塞病等,往往需要激素诱导缓解治疗,可根据疾病活动度及脏器受累情况选择适当剂量,病情严重者需足量甚至冲击治疗。

（6）风湿性多肌痛:小剂量激素治疗往往有显著治疗效果。

（7）成人斯蒂尔病:常用足量激素诱导缓解。

（8）其他:复发性多软骨炎、混合性结缔组织病、硬皮病、干燥综合征等也常需要激素治疗。

七、GCs的副作用

（1）皮质功能亢进综合征(医源性Cushing综合征):患者表现为满月脸、水牛背、高血糖、多毛、电解质紊乱、皮肤变薄等。

（2）诱发或加重感染:主要原因为GCs抑制免疫系统,降低了机体对病原微生物的抵抗力。

（3）消化系统:诱发或加重消化道溃疡;引起消化道出血、胰腺炎。

（4）心血管系统:诱发高血压和动脉硬化。

（5）肌肉、骨骼系统:骨质疏松、无菌性骨坏死、自发性骨折、肌无力、肌肉萎缩、伤口愈合延缓。

（6）神经系统:诱发精神病和癫痫;引起精神亢奋、失眠等。

（7）其他:诱发青光眼、白内障等。

八、尽量避免使用GCs的情况

（1）患者有严重精神病或癫痫。

（2）活动性消化性溃疡,新近胃肠吻合手术。

（3）严重高血压及糖尿病。

（4）严重骨质疏松、新近骨折或创伤修复期。

（5）青光眼、白内障。

（6）药物不能控制的感染。

（7）慢性或特殊感染：如活动性结核等。

九、GCs使用的一般原则及注意事项

（1）严格掌握适应证，防止滥用。

（2）从疾病控制所需的适当剂量开始，病情控制或4～8周后逐渐减量，直至小剂量维持或停用，尽量避免长期大剂量使用。

（3）长期维持需寻找最小有效剂量。

（4）减量或停药过程中若出现病情反跳，需及时处理，重新评估病情后应用合适剂量再次诱导缓解治疗。

（5）使用过程中要密切观察药物的不良反应，注意胃黏膜保护，预防骨质疏松，预防感染，定期监测血压、血糖、电解质等。

（杜红卫　俞钟明）

第三节　生物制剂及靶向药物

1. 在风湿免疫性疾病的治疗中,生物制剂是以抑制致病性炎症因子或其信号转导,或抑制淋巴细胞活化为靶向的具有一定生物活性的一类治疗药物。

2. 生物制剂具有起效快、作用强、对部分传统药物治疗无效的类风湿关节炎、强直性脊柱炎和银屑病(含银屑病关节炎)、幼年特发性关节炎患者疗效佳的特点,但其也有一定的不良反应,且价格较为昂贵。

3. 生物制剂用于类风湿关节炎治疗时,一般推荐与甲氨蝶呤等传统DMARs联合使用,可以使疗效更佳。

4. 生物制剂的主要不良反应包括:过敏、感染(特别是结核和肝炎病毒激活)、肿瘤、肝胆异常、心脏异常及神经系统脱髓鞘异常等。

5. 需根据患者的疾病活动度、既往史、合并症、既往治疗情况及家庭经济情况等综合考虑是否选择生物制剂治疗;超适应证使用时,必须谨慎评估利弊,并与患者及其家属详细商讨。

风湿免疫科目前常用的生物制剂有:肿瘤坏死因子拮抗剂[受体融合蛋白(依那西普等)、单克隆抗体(阿达木单抗、英夫利西单抗、戈利木单抗、赛妥珠单抗等)]、IL-6受体拮抗剂(托珠单抗)、阿那白滞素、CTLA-4Ig(阿巴西普)、利妥昔单抗等。

这些生物制剂的适应证各不相同,其共同的禁忌证为:活动性结核、各型活动性肝炎、恶性肿瘤史或怀疑有恶性肿瘤的可能、其他各种急慢性感染、心衰和脱髓鞘病变。因此,用药前需要完善肝炎标志物、结核相关检查(PPD 或 TSPOT.TB)以及胸部影像学检查(X 线或 CT)等进行全面评估。

以下根据这些生物制剂的治疗靶向因子对其进行分类,并简要说明其适应证、用法和主要不良反应。

一、拮抗致病性炎症因子或其信号转导通路活化因子的活性

1. 肿瘤坏死因子-α(TNF-α)抑制剂

(1)肿瘤坏死因子受体融合蛋白——依那西普(Etaner-cept)。①适应证:中重度活动性类风湿关节炎、强直性脊柱炎、银屑病。②用法:每次 25mg,每周 2 次;或每次 50mg,每周 1 次,皮下注射。③常见不良反应:注射部位局部反应。其他不良反应包括头痛、眩晕、皮疹、失眠、咳嗽、腹痛、上呼吸道感染、血压升高、外周血淋巴细胞比例升高、鼻炎、发热、关节酸痛、肌肉酸痛、困倦、面部肿胀、转氨酶升高等。

(2)重组全人源化 TNF-α 单克隆抗体——阿达木单抗(adalimumab)。①适应证:类风湿关节炎、强直性脊柱炎、银屑病。②用法:每次 40mg,每 2 周 1 次,皮下注射。③常见不良反应:感染、注射部位反应、头痛和骨骼肌疼痛。严重的不良反应为重度感染、神经功能影响及淋巴系统的某些恶性肿瘤。

(3)重组人鼠嵌合型 TNF-α 单克隆抗体——英夫利西单抗(infliximab)。①适应证:类风湿关节炎、强直性脊柱炎、克罗恩病、银屑病。②用法:类风湿关节炎(每次 3mg/kg,在第 0、2、6 周分别用药 1 次,此后每隔 8 周用药 1 次)。强直性脊柱炎(每次 5mg/kg,在第 0、2、6 周分别用药 1 次,此后每隔 6 周用药 1 次)。斑块型银屑病(每次 5mg/kg,在第 0、2、6 周分别用药 1 次,此后每隔 8 周用药 1 次);静脉注射。③主要不良反应:输液反应(如呼吸困

难、面色潮红、头痛和皮疹)是患者停药的主要原因。一般来说，一旦发生了一次输液反应，就不主张再次用药，因为第二次输液反应可能会更严重，需警惕！其他常见不良反应有：感染、肝功能异常、神经系统脱髓鞘疾病、血细胞减少等。

（4）全人源化TNF-α单克隆抗体——戈利木单抗(golimumab)。①适应证：中重度类风湿关节炎、强直性脊柱炎、银屑病关节炎。②用法：每次50mg，每月1次，皮下注射。③常见不良反应：上呼吸道感染、咽喉痛、鼻充血和注射部位红斑等。

（5）重组聚乙二醇人源化Fab′片段的TNF-α单克隆抗体——赛妥珠单抗(certolizumab)。①适应证：克罗恩病、类风湿关节炎、银屑病关节炎。②用法：克罗恩病（每次400mg，在第0、2、4周分别用药1次，此后每4周用药1次）。类风湿关节炎和银屑病关节炎（在第0、2、4周时分别给予400mg用药1次，此后每隔1周给予200mg用药1次；维持给药为每4周给予400mg）；皮下注射。③常见不良反应：上呼吸道感染、皮疹和泌尿道感染。

2. 白介素及其受体拮抗剂

（1）IL-6受体拮抗剂——托珠单抗(tocilizumab)。①适应证：中重度活动性类风湿关节炎、全身型幼年特发性关节炎。②用法：8mg/kg，每4周1次，静脉滴注。③主要不良反应：感染、肝酶升高、胃肠穿孔、输液反应、中性粒细胞和血小板计数减少、血脂升高、头痛、眩晕、皮疹等。

（2）重组非糖基化的人IL-1受体拮抗剂——阿那白滞素(anakinra)。①适应证：18岁以上中重度活动性RA，对其他DMARDs治疗无效。②用法：每次100mg，每天1次，皮下注射。③主要不良反应：注射部位反应、感染、中性粒细胞减少、头痛、腹痛、腹泻和流感样症状等。

（3）IL-12/23拮抗剂——乌司奴单抗(ustekinumab，一种全

人源性IgG1单克隆抗体,通过与IL-12和IL-23的共同亚单位p40的特异性结合,可阻断IL-12和IL-23在炎症中的作用)。①适应证:中重度斑块型银屑病、银屑病关节炎。②用法:每次45mg,在第0、4周分别用药1次,此后每隔12周用药1次,皮下注射。③主要不良反应:注射部位反应、头痛、鼻咽炎、上呼吸道感染、关节痛、感染、心血管事件等。

(4) IL-17A及其受体拮抗剂——苏金单抗(secukinumab,一种高度选择性的IL-17A全人源化单克隆IgG1k抗体)。①适应证:中重度斑块型银屑病。②用法:每次300 mg(分两次皮下注射,每次150 mg),在第0,1,2,3和4周分别用药1次,此后每4周用药1次,每次300 mg。③主要不良反应:鼻咽炎、腹泻和上呼吸道感染等。

二、靶向T细胞拮抗剂

(1) 细胞毒性T淋巴细胞相关抗原4(CTLA-4)的胞外段和IgG的Fc段组成的全人源性融合蛋白——阿巴西普(abatacept)。①适应证:中重度活动性类风湿关节炎。②用法:每瓶250mg,最大剂量10mg/kg。推荐用法:第0、2、4周分别用药1次,此后每4周用药1次。③主要不良反应:头痛、上呼吸道感染、鼻炎、恶心、恶性肿瘤等。

三、B细胞拮抗剂

(1) 抗CD20单抗——利妥昔单抗(rituximab,一种针对成熟B细胞表面标记CD20的人鼠嵌合型单克隆抗体)。①适应证:临床用于难治性风湿免疫性疾病的治疗,如类风湿关节炎、系统性红斑狼疮及原发性干燥综合征合并重度血小板减少、复发性系统性血管炎等,但这并非药物说明书中包括的适应证。

②用法:文献报道的常用方法:375mg/m² 体表面积,第 0 天和第 14 天用药,共 2～4 次;用于结缔组织病继发的自身免疫性血小板减少症时剂量可适当减低为 100～200mg,每周 1 次,连用 4 周;静脉滴注。③主要不良反应:超敏反应、感染、出血和心血管事件等。

（2）抗 B 淋巴细胞刺激因子抗体——贝利木单抗(belimumab,一种人源性 B 淋巴细胞刺激剂特异性抑制剂)。①适应证:系统性红斑狼疮。②用法:10mg/kg,在第 0、2、4 周分别用药 1 次,此后每隔 4 周用药 1 次,静脉滴注。③主要不良反应:恶心、腹泻、发热、鼻咽炎、支气管炎、失眠、肢体疼痛、抑郁和偏头痛等。

四、酶抑制剂

磷酸二酯酶-4(PDE-4)抑制剂——阿普斯特(apremilast)。

（1）适应证:银屑病关节炎。

（2）用法:

①为减轻胃肠道症状,按照以下给药时间表逐步调整至推荐剂量(30 mg,每天 2 次)。

第 1 天:早晨 10mg;

第 2 天:早晨 10mg 和傍晚 10mg;

第 3 天:早晨 10mg 和傍晚 20mg;

第 4 天:早晨 20mg 和傍晚 20mg;

第 5 天:早晨 20mg 和傍晚 30mg;

第 6 天和其后:30mg,每天 2 次。

②严重肾受损时的剂量:30mg,每天 1 次。

（3）主要不良反应:腹泻、恶心、头痛、上呼吸道感染、呕吐、鼻咽炎等。

五、小分子Janus酶(JAK)抑制剂

托法替布(tofacitinib)。①适应证:类风湿关节炎。②用法:每次5mg,每天2次,口服。③主要不良反应:带状疱疹、过敏、贫血、感染、头痛、流感样症状、胃肠道反应等。

(邬秀娣 韩咏梅)

第四节 传统合成类改善病情抗风湿药

改善病情抗风湿药(DMARDs)包括多种结构不同、作用各异的药物,可通过不同机制起到抗炎及免疫抑制作用。目前,DMARDs可分为传统合成类DMARDs(csDMARDs),生物类DMARDs(bDMARDs)及靶向合成DMARDs(tsDMARDs)。

常见csDMARDs包括甲氨蝶呤、来氟米特、柳氮磺吡啶、羟氯喹、环磷酰胺、环孢素、吗替麦考酚酯、他克莫司、硫唑嘌呤、雷公藤、艾拉莫德和沙利度胺等。根据疾病及其严重程度和活动度的不同,应选择不同的DMARDs单用或联用。由于上述药物可能存在相关不良反应,应用过程中需要密切监测。

一、甲氨蝶呤(MTX)

(1)适应证:MTX是最常用DMARDs之一,是类风湿关节炎治疗的基础药物,也可用于其他关节炎如银屑病关节炎、血清阴性脊柱关节炎外周型,或炎性肌病、系统性红斑狼疮和血管炎等。

(2)用法、用量:常用剂量为7.5～15mg/w,口服,不超过25mg/w。小剂量开始,逐渐增加剂量。每周给药一次,6～8周起效。用药次日予叶酸5mg/w可减少甲氨蝶呤的不良反应。

(3)不良反应及注意事项:胃肠道反应、口腔炎、骨髓抑制、肝肾功能损害、间质性肺炎、生殖毒性等。因MTX有致畸作用,患者应停药至少3个月后方可考虑妊娠。

二、来氟米特(LEF)

(1)适应证:LEF是治疗类风湿关节炎常用的DMARDs之

一。对 MTX 禁忌或不能耐受的患者,LEF 是首选的传统 DMARDs。此外,LEF 还可用于银屑病关节炎、血清阴性脊柱关节病、狼疮性肾炎等。

(2)用法、用量:类风湿关节炎等关节疾病的治疗,10～20mg/d,口服,每日一次;狼疮性肾炎的治疗,20～40mg/d,口服,每日一次。

(3)不良反应及注意事项:肝功能损害、骨髓抑制、脱发、消瘦、高血压等。孕妇禁用。因 LEF 代谢存在肝肠循环,因此患者需停药 2 年以上方可妊娠。需近期妊娠者,可应用考来烯胺,8g,每日 3 次,口服 11 天进行洗脱。

三、柳氮磺吡啶肠溶片(SASP或SSZ)

(1)适应证:可用于炎症性肠病、类风湿关节炎、脊柱关节病、银屑病关节炎等多种炎症性关节病。

(2)用法、用量:初始以小剂量开始,0.5～1.0g/d,每周增加 0.5g/d,至 2～3g/d,可分 2～4 次口服。

(3)不良反应及注意事项:皮疹(磺胺过敏者禁用)、结晶尿、骨髓抑制、胃肠道反应、肝功损害、男性精子减少或不育等。权衡利弊后,SASP 可谨慎用于妊娠患者。

四、硫酸羟氯喹(HCQ)

(1)适应证:系统性红斑狼疮、盘状狼疮、类风湿关节炎、干燥综合征以及抗磷脂抗体综合征等。

(2)用法用量:0.2～0.4g/d,分 1～2 次口服。

(3)不良反应及注意事项:部分患者可能出现皮疹等过敏反应;皮肤、黏膜色素变化;可能出现视觉障碍等眼毒性反应,用药前须查眼底和视野,此后每半年～1 年复查。心脏传导阻滞和心肌病变较为罕见,用药前需完善心电图检查。其他不良反应还包括胃肠道反应、脱发、罕见的骨髓抑制及肝功损害等。

五、环磷酰胺(CTX)

(1)适应证:系统性红斑狼疮、系统性血管炎、各种结缔组织病相关性中枢神经系统病变、肾脏及肺间质病变等。

(2)用法、用量:抑制免疫与抑制肿瘤用法不同。静脉用药:可间断冲击给药,0.6g～1g/次,间隔3～4周重复应用,或0.4～0.6g/次,间隔2～3周重复一次,累积剂量6～8g,病情缓解后更换为其他免疫抑制剂或改小剂量口服维持,总量也可根据病情调整。口服50mg～150mg/d,每日一次或隔日口服,疗程根据病情需要确定。

(3)不良反应及注意事项:骨髓抑制、肝功能异常、出血性膀胱炎、脱发、生殖抑制以及感染、肿瘤风险增高等不良反应。因CTX存在卵巢功能抑制作用,育龄期女性使用时需权衡利弊,谨慎选择。CTX有致畸作用,妊娠期患者禁用。CTX经肾脏清除,肾功能不全者需注意减量;大剂量静脉冲击用药需注意同时水化。

六、硫唑嘌呤(AZA)

(1)适应证:系统性红斑狼疮、系统性血管炎、自身免疫性肝病、溃疡性结肠炎等多种自身免疫性疾病的诱导缓解或维持治疗。

(2)用法、用量:2～3mg/(kg·d),分1～2次口服,小剂量起步,逐渐加量,密切监测血常规,定期复查肝、肾功能。

(3)不良反应及注意事项:可导致严重粒细胞缺乏,甚至再生障碍性贫血。还可引起胃肠道反应、肝功能损害、脱发等,也有增加感染及肿瘤的发生风险。AZA用药初始,建议有条件者进行TPMT基因检测,无条件者应从小剂量开始,同时每周监测血常规,监测2～4周,稳定后可适当延长监测时间。

七、吗替麦考酚酯(MMF)

(1)适应证:狼疮性肾炎、系统性血管炎,结缔组织病相关肾脏损伤、间质性肺炎等治疗。

(2)用法、用量:建议应用剂量2～3g/d,国内剂量一般不超过2g/d,分2～3次口服。MMF代谢为麦考酚酸(MPA)后起效。

(3)不良反应及注意事项:胃肠道反应、感染(特别是机会性感染)、骨髓抑制、肿瘤等,而对肝功能、肾功能、生殖系统影响较小。

八、环孢素A(CsA)

(1)适应证:系统性红斑狼疮、炎症性肌病、系统性硬化症、白塞病、难治性类风湿关节炎等。

(2)用法、用量:3～5mg/(kg·d),分1～2次服用,1～3月起效,维持量2～3mg/(kg·d)。

(3)不良反应及注意事项:肾毒性、高血压(警惕后循环脑病)、多毛、齿龈增生、诱发感染、肿瘤等。在部分患者中,CsA可诱发血栓性微血管病变、癫痫。用药过程中需监测血肌酐,若2～3周内肌酐上升30%,需停药。还需关注药物间相互作用。CsA血药谷浓度建议控制在100～200ng/ml。

九、他克莫司(FK-506)

(1)适应证:与CsA相似。
(2)用法、用量:用于免疫抑制治疗的剂量需个体化,常用剂量为2～4mg/d,分2次口服,建议餐前或餐后2～3h服用。

（3）不良反应及注意事项:与CsA相似,如胃肠道反应、高血压、高血糖、神经系统毒性、肿瘤及感染风险增高、药物代谢相互作用等。他克莫司血药浓度建议控制在5～10ng/ml。肝功能不全患者需减少剂量,肾功能不全患者无需调整剂量,但仍需监测肾毒性。

十、艾拉莫德

（1）适应证:类风湿关节炎。

（2）用法、用量:治疗剂量25mg,每日两次;维持量可减为25mg,每日一次。

（3）不良反应及注意事项:肝脏损害、骨髓抑制、消化道反应等。

十一、雷公藤

（1）适应证:类风湿关节炎及多种自身免疫性疾病的诱导或维持治疗。

（2）用法及注意事项:30～60mg/d,分3次口服。

（3）不良反应及注意事项:常见性腺抑制(提前绝经,精子减少、活力下降)、骨髓抑制、肝功能损害、胃肠道反应等。孕妇禁用,绝经前女性、生育期男性及儿童尽量避免使用。

十二、沙利度胺

（1）适应证:难治性关节炎(如强直性脊柱炎、类风湿关节炎),合并皮肤、黏膜表现的各种自身免疫性疾病。

（2）用法及注意事项:小剂量开始,25mg/d,睡前服用;可每周增加25mg/d,至有效剂量,一般可达75～150mg/d。

（3）不良反应及注意事项：致畸、便秘、口干、嗜睡、头晕、周围神经病变(部分不可逆,需立即停药)等。孕妇禁用。

（张　婷　周建尧）

第五节　静脉免疫球蛋白

静脉免疫球蛋白(IVIG)最初用于人类免疫缺陷性疾病的替代治疗,近年来在多种自身免疫性疾病的治疗中得到广泛应用。

一、IVIG的成分

目前临床使用的IVIG是从人的血浆中分离,其主要成分为IgG,含量在95%以上。含少量IgA($<2.5\%$)及IgM。同时含多种可溶性免疫调节因子,如CD4、CD8、TGF-β等。

二、IVIG的作用机制

(1)降低与低IgG相关的感染的发生率。

(2)降低自身免疫性疾病的免疫活性:①与效应细胞表面的Fc受体相互作用。②作用为外周循环自身抗体的抗独特型抗体。③作用为毒素和超抗原的中和抗体。④促进免疫沉积物的溶解和清除(如自身免疫性肾病)。⑤促进IgG的代谢及病理性IgG的清除(如系统性红斑狼疮等)。⑥中和补体。

三、可用于的自身免疫性疾病

(1)血液病:特发性血小板减少性紫癜(ITP)、自身免疫性溶贫、肝素诱导的血小板减少症(HIT)、自身免疫性中性粒细胞减少。

(2)风湿免疫性疾病:系统性红斑狼疮、韦格纳肉芽肿(WG)、血栓性血小板减少性紫癜/溶血性尿毒症综合征(TTP/HUS)、多发性肌炎、皮肌炎、包涵体肌炎、类风湿关节炎、系统性血管炎等。

（3）肾脏疾病：慢性肾炎和 IgA 肾病。

（4）神经系统疾病：包涵体肌炎、格林-巴利综合征（GBS）、重症肌无力等。

四、IVIG 的用法

（1）IVIG 的常规剂量是每月 2g/kg，分 5 天给药，每日静脉滴注 0.4mg/kg。

（2）也可每日 1g/kg，共 2 日（适合年轻无肾损和心血管疾病者）。

（3）一般认为注射速率不超过 200mg/h 或 0.08ml/(kg·min)。

五、IVIG 的不良反应

IVIG 的总不良反应发生率低于 10%。常见不良反应包括：面色潮红、背痛、恶心、寒战、多汗、头痛、发热、低血压、IVIG 相关性心肌梗死等。不常见不良反应发生率＜1%，包括：流感样综合征；严重过敏（IgA 缺乏者抗 IgA 抗体与 IVIG 中的 IgA 反应）；无菌性脑膜炎或皮疹；血黏度增加及血栓事件；输液相关急性肺损伤；血制品相关性感染（如病毒性肝炎或 HIV）；溶血性贫血、中性粒细胞减少和血小板减少（一过性）；肾毒性（内生肌酐清除率降低但肾小球滤过率不减低）；渗透压相关肾病可导致急性肾功能衰竭（在此之前常使用过含蔗糖的制品）；电解质紊乱（低钠血症、假性低钠血症、阴离子间隙变小）。

（忻霞菲　王宏智）

第六节　英夫利西单抗

一、适用对象

1. 类风湿关节炎

（1）疾病活动度高,伴有预后不良因素的初治患者。

（2）经传统DMARDs药物充分治疗无效或不耐受的患者。

（3）其他生物治疗疗效欠佳或不耐受的患者。

2. 强直性脊柱炎

强直性脊柱炎、脊柱关节病患者在NSAIDs充分治疗基础上,仍处于疾病活动期(BASDAI＞4分或临床医生判定疾病活动),并符合以下情况者,应尽早使用。

（1）单纯中轴受累者。

（2）髋关节受累。

（3）一种传统DMARDs药物充分治疗效果欠佳的外周关节受累者。

（4）合并关节外表现者:眼葡萄膜炎、银屑病样皮损或指甲病变、肠道炎症、指(趾)炎、生殖器溃疡、尿道炎、前列腺炎等。

（5）接受其他TNF-a抑制剂治疗疗效不佳或不充分者。

二、英夫利西单抗的使用方法

（一）用药前准备

1. 主要诊疗工作

（1）询问病史及体格检查。

（2）初步的诊断及治疗方案。

2. 重点医嘱

门诊医嘱:①血常规、尿常规;②血生化、ESR、CRP;③首次用药前(用药间隔 6 个月,必要时复查):PPD 试验/TSPOT.TB、乙肝三系、丙肝抗体、HIV、抗核抗体、肿瘤标记物、心电图、超声心动图、胸正侧位片或 HRCT 等。

(二)用药前确认

1. 主要诊疗工作

(1)主管医师查房,进行治疗前病情评估,确定治疗方案。

(2)询问患者上一次注射后的疗效及不良反应。

(3)患者签署知情同意书、自费/贵重药品协议书。

(4)向患者交代治疗的注意事项。

(5)患者 WBC≥4.0×10⁹/L,ALT 和 AST≤正常值上限 1.5 倍。

(6)患者无呼吸道、泌尿道、消化道及其他感染。

2. 重点医嘱

临时医嘱:①必要时实施预防性措施[(对乙酰氨基酚 0.1g 口服和(或)异丙嗪 12.5mg 肌注];②英夫利西针(英夫利西针 0.2g＋生理盐水 30ml,微泵静推)或(英夫利西针 0.3g:英夫利西 0.1g＋生理盐水 40ml;英夫利西针 0.2g＋生理盐水 30ml,微泵静推);③生理盐水 250ml 冲管;④微量法测血糖。

(三)用药过程中

1. 主要诊疗工作

(1)主管医师查房。

(2)观察患者生命体征、病情变化等情况。

(3)监测患者是否发生输液反应。若发生轻度输液反应,予减慢滴速,观察病情。若发生中～重度输液反应,予停止输液,并予地塞米松 5～10mg 静脉注射。

2. 重点医嘱

临时医嘱:输液反应处理(见用药管理)。

(四) 用药完毕

1. 主要诊疗工作

(1) 出院指征:①患者生命体征稳定;②患者无不适;③患者没有需要继续住院治疗的其他病情。

(2) 完成24小时出入院记录(记录注射次数及每次用量)。

(3) 向患者及家属交代治疗后的注意事项,确认下次用药时间。

(4) 完成出院志、病案首页、出院诊断证明等。

(5) 交代患者出院2~4周后门诊复诊,不适随诊。

2. 重点医嘱

临时医嘱:①今日出院;②出院带药。根据患者平时服用药物的种类及剂量适当调整带药。

三、禁忌证

(1) 活动性感染。

(2) 有结核感染史,未经标准治疗或出现病情活动者。

(3) 有卡氏肺孢子虫肺炎史。

(4) 中重度心力衰竭。

(5) 恶性肿瘤病史。

(6) 神经系统的脱髓鞘病变。

(7) 对鼠蛋白成分过敏者。

四、用药管理

(1) 控制输液速度:每100mg英夫利西均以10ml注射用水溶解后加入40ml生理盐水,配成50ml液体,微泵静推。

第1个100mg英夫利西起始输注速度10ml/h。半小时后若患者无不适,输注速度调整至20ml/h;再过半小时后若患者无不适,输注速度调整为40ml/h,直至输注结束。

若患者无不良反应,第2个100mg英夫利西,开始以80ml/h速度输注。

大部分输液反应出现在第2~4次输注时。在输液过程中,一旦出现任何不适,不管是否与英夫利西相关,先暂停英夫利西输液,然后确认是否为英夫利西的输液反应。如果与英夫利西无关,按原速度继续输液;如果与英夫利西有关,根据病情酌情给予地塞米松、氯苯那敏、肾上腺素等处理。

(2)过敏反应的处理:轻症过敏反应患者经处理后,如症状消失,经专科医生评估及严密监测,确定是否继续输液。重症过敏患者处理后,建议停用后续英夫利西单抗治疗,更换其他治疗方案。

(王小冬　张　婷)

第七节　托珠单抗

一、适用对象

类风湿关节炎或幼年特发性关节炎(全身型)。

(1) 疾病活动度高、伴有预后不良因素的初治类风湿关节炎患者。

(2) 经传统DMARDs药物充分治疗无效或不耐受的类风湿关节炎患者。

(3) 其他生物制剂治疗疗效欠佳或不耐受的类风湿关节炎患者。

二、托珠单抗的使用方法

(一) 用药前准备

1. 主要诊疗工作

(1) 询问病史及体格检查。

(2) 初步的诊断及治疗方案。

2. 重点医嘱

门诊医嘱:①血常规、尿常规;②血生化、ESR、CRP;③首次及后期必要时查胸部CT、TSPOT.TB、肿瘤标记物、乙肝三系、丙肝抗体、HIV。

(二) 用药前确认

1. 主要诊疗工作

(1) 主管医师查房,进行治疗前病情评估,确定治疗方案。

(2) 询问患者上一次注射后的疗效及不良反应。

(3) 患者签署知情同意书、自费/贵重药品协议书。

（4）向患者交代治疗的注意事项。

（5）患者 ALT 和 AST≤正常值上限 1.5 倍。

（6）患者无呼吸道、泌尿道、消化道及其他感染。

2. 重点医嘱

临时医嘱:①托珠单抗(8mg/kg,最大剂量800mg)＋生理盐水,配成100ml液体,缓慢滴注。②生理盐水 250ml 静滴冲管。③微量法测血糖。

（三）用药过程中

1. 主要诊疗工作

（1）主管医师查房。

（2）观察患者生命体征情况,并作出相应处理。

（3）记录病情变化。

（4）监测输液反应。

2. 重点医嘱

临时医嘱:输液反应处理(见用药管理)。

（四）用药完毕

1. 主要诊疗工作

（1）出院指征:①患者生命体征稳定;②患者无不适;③患者没有需要继续住院治疗的其他病情。

（2）完成24小时出入院记录(记录注射次数及每次用量)。

（3）向患者及家属交代治疗后的注意事项,确认下次用药时间。

（4）完成出院志、病案首页、出院诊断证明等。

（5）交代患者出院2～4周后门诊复诊,不适随诊。

2. 重点医嘱

临时医嘱:①今日出院;②出院带药。根据患者平时服用药物的种类及剂量适当调整带药。

三、禁忌证

（1）活动性感染（包括局部感染）。

（2）对托珠单抗或者对其任何辅料发生超敏反应的患者均禁用。

（3）对于既往有肠溃疡或憩室炎病史的患者，在使用托珠单抗时应格外注意。

四、用药管理

（1）成人推荐剂量：8mg/kg。当患者体重超过100kg，每次注射剂量不得超过800mg。每4周静脉注射1次。若出现肝酶异常、中性粒细胞计数降低、血小板计数降低时，可将托珠单抗的剂量减至4mg/kg，并监测相关指标以决定后续应用方案。托珠单抗可与甲氨蝶呤或其他DMARDs药物联用。

（2）托珠单抗输液过程中应缓慢滴注，输注时间大于1h。

（3）托珠单抗输液反应较少，在输液过程中，一旦出现任何不适，如瘙痒、皮疹、胸闷、腹痛、畏寒，立即停止输液，根据病情酌情给予地塞米松/氯苯那敏或异丙嗪等处理。患者经处理后，如症状消失，需经专科医生查看患者，确定是否继续输液。

（4）在 ALT 或 AST 升高超过 1.5 倍正常值上限的患者中，开始使用托珠单抗时应特别谨慎。对于 ALT 或 AST 升高超过 5 倍正常值上限的患者，不推荐使用托珠单抗。

（5）类风湿关节炎患者应在治疗开始后 4～8 周监测 ALT 和 AST。

（王小冬　　薛　静）

第八节　利妥昔单抗

一、适用对象

各种难治性风湿免疫性疾病,包括难治性类风湿关节炎、系统性红斑狼疮、系统性血管炎等。

二、利妥昔单抗的使用方法

(一)用药前准备

1. 主要诊疗工作

(1)询问病史及体格检查。

(2)初步的诊断及治疗方案。

2. 重点医嘱

门诊医嘱:①血常规、尿常规;②血生化、ESR、CRP、RF;③首次用药前及后期必要时查:PPD试验或TSPOT.TB、乙肝三系、丙肝抗体、HIV抗体、抗核抗体、肿瘤标记物、心电图、超声心动图、胸部正侧位X线片或胸部HRCT等。

(二)用药前确认

1. 主要诊疗工作

(1) 主管医师查房,病情评估,根据评估结果确定治疗方案。

(2) 询问患者上一次注射后的疗效及不良反应。

(3) 患者签署知情同意书、自费/贵重药品协议书。

(4) 向患者交代治疗的注意事项。

(5) 患者WBC≥4.0×10^9/L,ALT和AST≤正常值上限1.5倍。

(6) 患者无呼吸道、泌尿道、消化道及其他感染。

2. 重点医嘱

临时医嘱：①输注利妥昔单抗前：地塞米松 5mg，静脉注射（或甲强龙针 40～80mg，静脉滴注），异丙嗪 12.5mg，肌肉注射。②利妥昔单抗＋生理盐水（或 5% 葡萄糖溶液）250～500ml，静脉滴注（利妥昔单抗的具体剂量，需根据患者的具体病情进行选择）。③生理盐水 250ml 静脉滴注冲管。④微量法测血糖。

（三）用药过程中

1. 主要诊疗工作

（1）主管医师查房。

（2）观察患者生命体征情况，并作出相应处理。

（3）记录病情变化。

（4）监测输液反应。

2. 重点医嘱

临时医嘱：输液反应处理（见用药管理）。

（四）用药完毕

1. 主要诊疗工作

（1）出院指征：①患者生命体征稳定；②患者无不适；③患者没有需要继续住院治疗的其他病情。

（2）完成 24 小时出入院记录（记录注射次数及每次用量）。

（3）向患者及家属交代治疗后的注意事项，确认下次用药时间。

（4）完成出院志、病案首页、出院诊断证明等。

（5）交代患者出院 2～4 周后门诊复诊，不适随诊。

2. 重点医嘱

临时医嘱：①今日出院；②出院带药。根据患者平时服用药物的种类及剂量适当调整带药。

二、禁忌证

（1）对利妥昔单抗中活性成分或任何辅料过敏者禁用。

（2）严重活动性感染或免疫应答严重损害（如低γ球蛋白血症，CD4或CD8细胞计数严重下降）的患者，不应使用利妥昔单抗治疗。

（3）严重心力衰竭（NYHA心功能分级Ⅳ级）患者不应使用利妥昔单抗治疗。

（4）妊娠期间禁用利妥昔单抗。

（5）患者若有生育要求，应提前6个月停用利妥昔单抗。

三、用药管理

（1）心电监护。

（2）可与甲氨蝶呤或其他DMARDs药物联用。

（3）利妥昔单抗置于生理盐水或5%葡萄糖溶液的输液袋中，稀释到利妥昔单抗的浓度为1mg/ml，输液速度从30ml/h开始，逐渐加快，最大速度不超过150ml/h。

（4）输液过程中，一旦出现任何不适，不管是否与利妥昔单抗相关，先暂停利妥昔单抗输液，然后确认是否为利妥昔单抗的输液反应。如果与利妥昔单抗无关，按原速度继续输液；如果超敏反应与利妥昔单抗有关，立即给予肾上腺素、抗组胺药或GCs等处理。

（5）患者经处理后，如症状消失，需经专科医生查看患者，确定后续是否继续输液。大部分输液反应发生在患者首个治疗周期的第一次输注期间，之后的输注患者一般能较好地耐受。当减慢或中断利妥昔单抗输注，或予以退热药、抗组胺药，输液反应一般可消退。个别病例如需要，可给予吸氧、静脉输注生理盐水或支气管扩张药和皮质类固醇。在大多数情况下，当患者症状和体征完全消退后，可尝试降低50％的输注速率，在密切监测下继续进行输注。

（王小冬　　张　婷）

第九节　环磷酰胺

一、适用对象

环磷酰胺(CTX)适用于系统性红斑狼疮、系统性血管炎、皮肌炎/多发性肌炎、结缔组织病相关肺间质病变、肾脏病变、神经系统病变等患者,静脉治疗常用于疾病诱导缓解期。

二、环磷酰胺的使用方法

(一) 用药前准备

1. 主要诊疗工作

(1) 询问病史及体格检查。

(2) 初步的诊断及治疗方案。

2. 重点医嘱

门诊医嘱:①血常规、尿常规;②血生化、ESR、CRP、免疫球蛋白＋补体;③心电图、胸部正侧位X线片(必要时);④必要时查ANA、ANCA、肌酸激酶、24小时尿蛋白定量、超声心动图、肺部CT等。

(二) 用药前确认

1. 主要诊疗工作

(1) 主管医师查房,治疗前病情评估,根据评估结果确定治疗方案。

(2) 询问患者上一次注射后的疗效及不良反应。

(3) 患者签署知情同意书。

(4) 向患者交代治疗的注意事项。

(5) 患者WBC≥4.0×10^9/L,ALT和AST≤正常值上限1.5倍。

（6）患者无呼吸道、泌尿道、消化道及其他感染。

2. 重点医嘱

临时医嘱:①生理盐水250ml＋环磷酰胺(□0.4g;□0.6g;□0.8g;□1.0g)静脉滴注。②生理盐水250ml冲管。③甲氧氯普胺注射液10mg肌肉注射(必要时)。④微量法测血糖。⑤经皮测血氧饱和度。

（三）用药过程中

1. 主要诊疗工作

（1）主管医师查房。

（2）观察患者生命体征情况,并作出相应处理。

（3）记录病情变化。

2. 重点医嘱

临时医嘱:心电监护、吸氧(必要时)。

（四）用药完毕

1. 主要诊疗工作

（1）出院指征:①患者生命体征稳定;②患者无不适;③患者没有需要继续住院治疗的其他病情。

（2）完成24小时出入院记录(记录CTX累积剂量)。

（3）向患者及家属交代治疗后的注意事项,确认下次用药时间。

（4）完成出院志、病案首页、出院诊断证明等。

（5）交代患者出院2～4周后门诊复诊,不适随诊。

2. 重点医嘱

临时医嘱:①今日出院;②出院带药。根据患者平时服用药物的种类及剂量适当调整带药。

二、禁忌证

凡有骨髓抑制、感染、肝肾功能损害者禁用或慎用。

三、用药管理

（1）水化：嘱患者输注CTX当天多饮水，勤排尿。

（2）嘱患者睡前排空尿液，以减少CTX代谢产物对膀胱的毒性。

（3）对育龄期女性患者，需密切监测使用CTX后月经是否正常，必要时对症处理或更换用药方案。

（4）中小剂量治疗：0.2g静脉注射，隔日一次或0.4g静脉注射，每周一次或0.6静脉滴注，每2周一次。

（5）大剂量治疗：$0.5 \sim 1.0 g/m^2$，$3 \sim 4$周一次。

（6）CTX经肾脏清除，肾功能不全的患者应注意减量。

（王小冬　张　婷）

第十节　免疫吸附治疗

免疫吸附治疗是一种新的血液净化技术,其原理是将患者的血液引出体外,使之与固定有某种溶质抗体的吸附剂接触,溶质作为抗原与吸附剂上的抗体结合而被清除。免疫吸附治疗通过特异性清除致病介质而达到治疗疾病的目的。这项技术在国外应用已有三十余年,在我国,免疫吸附治疗在风湿免疫性疾病领域的应用还属于探索阶段。应用免疫吸附治疗,需注意以下几个方面的问题。

1. 适应证

免疫吸附治疗适用于多种风湿免疫性疾病,如系统性红斑狼疮、类风湿关节炎、系统性硬化症、系统性血管炎等等。免疫吸附治疗对缓解活动期风湿免疫性疾病的临床症状有明显作用,但目前免疫吸附治疗并不作为一线治疗,不能替代GCs和免疫抑制剂的治疗。

2. 禁忌证

主要的禁忌证包括血流动力学不稳定(如心力衰竭、休克)、极度消瘦或肥胖、对蛋白质过敏、有出血倾向以及年龄过小(<5岁)或高龄(>70岁)等。

3. 免疫吸附柱选择

目前临床上比较常用的吸附柱(及相应吸附的物质)包括:蛋白A吸附柱(IgG、IgM、IgA、抗HLA、抗肾小球基底膜抗体及抗ANCA等);多克隆绵羊抗人抗体吸附柱(各类免疫球蛋白及亚型等);色氨酸吸附柱(抗DNA抗体、RF、免疫复合物及抗ANCA等);苯丙氨酸吸附柱(抗DNA抗体、免疫复合物等);苯乙烯聚合物吸附柱(胆红素、胆汁酸等)。

4. 通道选择

通常选择颈内静脉或股静脉。

5. 不良反应及其处理

不良反应包括即时反应和延迟反应。即时反应主要指输液反应,属于过敏反应的一种。患者可表现为严重流感样症状、发热、恶心、呕吐、肌肉疼痛和呼吸困难,甚至出现低血压。一旦发生过敏反应,需注意患者的体位,给予快速补液、调低血流量等处理,并应用抗组胺药、GCs及钙剂治疗。延迟反应主要指导管相关并发症,包括血管炎和血栓形成。因此免疫吸附治疗后需要关注患者肢体有无红肿、皮肤静脉有无怒张等情况。导管相关并发症的处理与其他导管并发症处理类似。还有一些不良反应是与治疗相关的,如使用葡萄球葡蛋白A免疫吸附柱后发生低血钙;清除过多导致免疫球蛋白、纤维蛋白原减少等,需要进行相应物质的补充和对症处理。

6. 医患沟通

良好的医患沟通可以提高患者的依从性,在治疗开始前,应向患者详尽说明免疫吸附治疗带给患者的可能益处及风险,获得患者的理解和信任,解除患者的不安和恐惧,这样有助于治疗的顺利进行。风湿免疫性疾病用免疫吸附治疗时易出现凝管的情况,使吸附治疗中断,这一可能性也应提前与患方沟通。

(孙闻嘉　张　婷)

参考文献

1. Moutsopoulos H M, Zampeli E, Vlachoyiannopoulos P G. Rheumatology in questions〔M〕. Berlin: Springer International Publishing, 2018.

2. Benedetti F D, Insalaco A. Rheumatology〔M〕. Berlin: Springer International Publishing, 2017.

3. Bartl M R, Bartl P M C. Rheumatology and immunology〔M〕. Berlin: Springer International Publishing, 2017.

4. Kiltz U, Baraliakos X, Braun J. Ankylosing spondylitis〔M〕. Berlin: Springer International Publishing, 2017.

5. Firestein G S. Kelley and Firestein's textbook of rheumatology〔M〕. Philadelphia: Elsevier Saunders, 2017.

6. Rovenský J, Mičeková D, Mlynáriková V. Sjögren's syndrome〔M〕. Berlin: Springer International Publishing, 2017.

7. Mittal S, Agarwal M. Behçet's disease〔M〕. Singapore: Springer Singapore, 2017.

8. Vijaya D V. Rheumatology, immunology and allergic disorders〔M〕. Berlin: Springer International Publishing, 2017.

9. Koehm M, Behrens F. Psoriatic arthritis〔M〕. Berlin: Springer International Publishing, 2016.

10. Petty R E. Textbook of pediatric rheumatology〔M〕. Philadelphia: Elsevier Saunders, 2016.

11. Matsubara S. Polymyositis and dermatomyositis〔M〕. Basel: Springer Basel, 2016.

12. Chatterjee M, Das A. Recent advances in systemic sclerosis

［M］. Berlin: Springer International Publishing, 2016.

13. Seo P, Stone J H. Large－vessel vasculitis［M］. Berlin: Springer International Publishing, 2016.

14. Sammaritano L R, Bermas B L. Contraception and pregnancy in patients with rheumatic disease［M］. New York : Springer New York, 2014.

15. Schoenmakers P J, Smits R. Kelley's textbook of rheumatology ［M］. Philadelphia: Elsevier Saunders, 2013.

16. Liossis S N C, Tsokos G C. Systemic lupus erythematosus［M］. Totowa: Humana Press, 2000.

17. Koopman W J, Moreland L W. 关节炎与相关疾病［M］. 陆芸, 张奉春,李世民,译. 天津:天津科技翻译出版公司,2010.

18. 董怡, 张奉春. 干燥综合征［M］. 北京:人民卫生出版社, 2015.

19. 陈顺乐, 邹和建. 风湿内科学［M］. 北京:人民卫生出版社, 2014.

20. 栗占国. 风湿免疫科临床实践(习)导引与图解［M］. 北京:人民卫生出版社,2014.

21. 黄烽. 强直性脊柱炎［M］. 北京:人民卫生出版社,2011.

22. 栗占国, 胡大一. 风湿免疫内科［M］. 北京:北京科学技术出版社,2010.

23. 张奉春. 风湿免疫性疾病学［M］. 北京:人民卫生出版社, 2009.

24. 栗占国, 张奉春, 鲍春德. 类风湿关节炎［M］. 北京:人民卫生出版社,2009.

25. 施桂英, 栗占国. 关节炎诊断与治疗［M］. 北京:人民卫生出版社,2009.

26. ［美］菲尔斯坦. 凯利风湿病学［M］. 栗占国,译. 第9版. 北京:北京大学医学出版社,2015.